大江美佐里 編

事例でみる心理教育実践

トラウマの伝え方

誠信書房

はじめに

　トラウマを抱えた人々への支援のうち，心理教育に焦点をあてた書籍『PTSDの伝え方』が2012年に上梓されてから，2022年で10年を迎える。この間，トラウマを抱えた人々への支援を模索する動きは，目立たないが確実に続いてきた。厳密な意味でのPTSD患者や他のトラウマ関連疾患の患者への心理教育もさることながら，その枠を超えてより幅広くトラウマをとらえ，支えていこうとするアプローチも増えている。また，支援者支援のように間接的なかたちの支えが重要であるという考え方も浸透してきた。このように，多様な層へ向けて適切な内容の心理教育実践が行われている。

　久留米大学のグループでは，2018年に大分県別府市で開催された第17回日本トラウマティック・ストレス学会において，「トラウマへの心理社会的アプローチ：導入可能性を高める工夫」と題したシンポジウムを開催し，好評を博した。トラウマ臨床を行うには「トラウマ焦点化療法を習得しなければならない」と思い込み，実践に踏み込めない援助職が多いと伝え聞く。しかし，国際トラウマティック・ストレス学会が2020年に制定した新しい治療ガイドラインの中でも，トラウマに焦点化しない治療法が標準推奨とされるに至っている。特定の心理療法技法の習得のみがトラウマ臨床の道であると述べることは，支援の創意工夫を削ぐ動きであり，個別性を重視した心理教育実践は，トラウマ臨床の裾野を広げることにつながると考えている。

　本書の読者対象は，トラウマ臨床について興味はあるものの実践に二の足を踏んでいる援助職である。身近にいる援助対象者に一歩を踏み出せるような心理教育実践とはどのようなものか，各章にて仮想事例を交えて紹介し，テキストもダウンロード可能とした。一人でも多くの方がトラウマ臨床への第一歩を踏み出してくださることを願っている。

　本書で取り上げている一部の心理教育テキスト等は，出版社の本書のウェブページ（http://www.seishinshobo.co.jp/book/b592375.html の「内容説明」内）よりダウンロードが可能です。臨床目的およびスタッフ教育でのダウンロードは，ご自由に行えます。しかしながら，テキストを用いた研究等の目的では無断使用できません。また，著作権はテキストの作成者が保持していますので，インターネット上での再配布・販売や無断転載は固くお断りいたします。

　2021 年 10 月

編者　大江 美佐里

目　次

はじめに　*iii*

■ **第 1 章　総論：心理教育テキストの作成と**
　　　　活用に関する一考 —————————— *1*

1.　はじめに··· *1*

2.　どのような動機でプログラムが作成されてきたか··············· *2*

3.　欧米のテキストは厚くごちゃごちゃしている··················· *4*

4.　テキストの作り方··· *4*

5.　トラウマに関連する疾患のアセスメントについて··············· *6*

6.　まとめにかえて：心理教育プログラム作成のススメ············· *10*

■ **第 2 章　成人 PTSD に対する心理教育** ————— *11*

1.　概要·· *11*

（1）プログラム作成の経緯　*11*

（2）プログラムの対象　*15*

（3）プログラムの導入　*15*

（4）プログラムの内容・進度・使い方　*15*

2.　仮想事例·· *16*

（1）事例紹介　*16*

（2）プログラム実施　*18*

（3）その後の経過　*21*

（4）事例解説　*21*

3. おわりに⸺⸺⸺⸺⸺⸺⸺⸺⸺⸺⸺⸺⸺⸺⸺⸺ *21*

第 3 章　複雑性 PTSD に対する心理教育⸺⸺ *23*

1. 概要⸺⸺⸺⸺⸺⸺⸺⸺⸺⸺⸺⸺⸺⸺⸺⸺⸺⸺⸺⸺⸺ *23*

（1）プログラム作成の経緯　*23*

（2）プログラムの対象　*25*

（3）プログラムの導入　*26*

（4）プログラムの内容・進度・使い方　*26*

2. 仮想事例⸺⸺⸺⸺⸺⸺⸺⸺⸺⸺⸺⸺⸺⸺⸺⸺⸺⸺⸺ *28*

（1）事例紹介　*28*

（2）プログラム実施　*30*

（3）その後の経過　*32*

（4）事例解説　*32*

3. おわりに⸺⸺⸺⸺⸺⸺⸺⸺⸺⸺⸺⸺⸺⸺⸺⸺⸺⸺⸺ *33*

第 4 章　DV 被害者に対する心理教育⸺⸺⸺⸺ *34*

1. 概要⸺⸺⸺⸺⸺⸺⸺⸺⸺⸺⸺⸺⸺⸺⸺⸺⸺⸺⸺⸺⸺ *34*

（1）プログラム作成の背景　*34*

（2）プログラムの作成方針　*37*

（3）プログラムの内容　*38*

2. 仮想事例————————————————————————————— *43*

（1）事例紹介　*43*

（2）プログラム実施　*45*

（3）その後の経過　*46*

（4）事例解説　*47*

3. おわりに————————————————————————————— *47*

第5章　トラウマ焦点化治療導入に際しての
**　　　　心理教育**————————————————— ***49***

1. 概要————————————————————————————————— *49*

（1）プログラム作成の経緯，プログラムの対象　*49*

（2）認知処理療法とは　*51*

2. 仮想事例————————————————————————————— *52*

（1）事例紹介　*52*

（2）『認知処理療法応援マンガ』による心理教育実施　*53*

（3）その後の経過　*59*

（4）事例解説　*59*

3. おわりに————————————————————————————— *60*

第6章　児童相談所での心理教育：「ことばと絵」
**　　　　の取り組み**————————————————— ***61***

1. 概要————————————————————————————————— *61*

（1）児童相談所と児童虐待について　*61*

（2）社会的養護下の子どもの現状について　*62*

（3）「ことばと絵」について　*63*

（4）実施方法　*63*

2.「ことばと絵」を活用した仮想事例⸻⸻⸻⸻⸻ *65*

（1）事例の概要　*65*

（2）作成の流れ　*66*

（3）子どもへの説明　*69*

（4）その後の経過　*69*

3.「ことばと絵」の利点と留意点⸻⸻⸻⸻⸻⸻ *70*

（1）利点　*70*

（2）留意点　*71*

4.　おわりに⸻⸻⸻⸻⸻⸻⸻⸻⸻⸻ *72*

第7章　子どものPTSDに対する心理教育⸻ *74*

1.　概要⸻⸻⸻⸻⸻⸻⸻⸻⸻⸻⸻ *74*

（1）子どものトラウマ関連障害への対応の基本姿勢　*74*

（2）子どものトラウマへの心理教育の目的　*76*

（3）心理教育の実際　*78*

2.　仮想事例⸻⸻⸻⸻⸻⸻⸻⸻⸻⸻ *81*

（1）事例紹介　*81*

（2）本児のトラウマ関連症状　*83*

（3）アセスメント（質問紙による）結果と診断　*83*

（4）本児への心理教育的アプローチ　*83*

（5）養育者へのサポート　*88*

（6）エンパワーメント　*88*

　3．おわりに ………………………………………………………………… *89*

第 8 章　子どもの悪夢に対する心理教育 ───── *90*

1．概要 ……………………………………………………………………………… *90*

（1）プログラム作成の経緯（あるいはテキスト誕生物語）　*90*

（2）プログラムの対象　*93*

（3）睡眠・夢および悪夢について　*93*

（4）プログラムの導入　*94*

（5）プログラムの内容・進度・使い方　*95*

2．仮想事例 ……………………………………………………………………… *96*

（1）事例紹介　*96*

（2）プログラム実施　*97*

（3）その後の経過　*99*

（4）事例解説　*99*

3．おわりに ……………………………………………………………………… *100*

第 9 章　合併する嗜癖問題に対する心理教育 ── *101*

1．概要 ……………………………………………………………………………… *101*

（1）PTSD に合併する嗜癖問題　*101*

（2）嗜癖概念の広がり　*102*

（3）嗜癖問題に対する心理教育　*103*

2．仮想事例 ……………………………………………………………………… *104*

（1）アディクションとは　　*105*

（2）アディクションの「有害性」　　*105*

（3）正の強化と負の強化　　*106*

（4）行動変容の段階　　*107*

（5）どこに問題が起きているか整理する　　*107*

（6）ゆっくり呼吸でリラックスする　　*108*

（7）楽しい活動を増やす　　*108*

（8）悪循環から抜け出す　　*109*

（9）渇望の波をやり過ごす　　*109*

（10）「よいこ」に注意する　　*110*

（11）水面下の問題にも目を向ける　　*111*

（12）良好な人間関係をつくる　　*111*

（13）人と繋がることをやめない　　*112*

3. おわりに————————————————————————*113*

第 **10** 章　解離症状に対する心理教育—————— *116*

1. 概要————————————————————————————*116*

（1）プログラム作成の経緯　　*116*

（2）プログラムの対象　　*118*

（3）プログラムの導入　　*118*

（4）プログラムの内容・進度・使い方　　*118*

2. 仮想事例————————————————————————————*120*

（1）事例紹介　　*120*

（2）プログラム実施　　*122*

（3）その後の経過 *126*

（4）事例解説 *126*

3. おわりに ⋯⋯⋯⋯⋯⋯⋯⋯⋯⋯⋯⋯⋯⋯⋯⋯⋯⋯⋯⋯⋯⋯ *127*

第 11 章　支援現場で用いる問題対処プラス プログラム ━━━━━━ *128*

1. 概要 ⋯⋯⋯⋯⋯⋯⋯⋯⋯⋯⋯⋯⋯⋯⋯⋯⋯⋯⋯⋯⋯⋯⋯⋯⋯⋯ *128*

（1）問題対処プラス（PM＋）とは *128*

（2）プログラムの対象 *129*

（3）PM＋マニュアル *129*

（4）プログラムの導入 *130*

（5）プログラムの内容・進度・使い方 *130*

（6）PM＋をもとにした簡易心理教育テキスト *131*

2. 仮想事例 ⋯⋯⋯⋯⋯⋯⋯⋯⋯⋯⋯⋯⋯⋯⋯⋯⋯⋯⋯⋯⋯⋯⋯ *132*

（1）事例紹介 *132*

（2）プログラム実施 *133*

（3）その後の経過 *137*

（4）事例解説 *137*

3. おわりに ⋯⋯⋯⋯⋯⋯⋯⋯⋯⋯⋯⋯⋯⋯⋯⋯⋯⋯⋯⋯⋯⋯⋯ *138*

第 12 章　支援者支援で使える心理教育 ━━━━━ *139*

1. 概要 ⋯⋯⋯⋯⋯⋯⋯⋯⋯⋯⋯⋯⋯⋯⋯⋯⋯⋯⋯⋯⋯⋯⋯⋯⋯⋯ *139*

（1）プログラム作成の経緯 *139*

（2）プログラムの対象・目的　*140*

（3）プログラムの内容・進度・使い方　*140*

2．プログラム内の事例について――――――――――――――――*145*

3．おわりに（謝辞とともに）――――――――――――――――*146*

第 13 章　支援者支援：トラウマ・インフォームド　　ケア理解の心理教育――――――――― *148*

1．取り組みの概要――――――――――――――――――――*148*

（1）プログラム作成の経緯　*148*

（2）プログラムの対象　*149*

（3）トラウマ・インフォームドケアについて　*150*

（4）プログラムの導入　*151*

（5）プログラムの内容・進度・使い方　*151*

2．仮想事例―――――――――――――――――――――――*153*

（1）事例紹介　*153*

（2）テキストの共有　*155*

（3）その後の経過　*157*

（4）事例解説　*158*

3．おわりに――――――――――――――――――――――*158*

第 1 章

総論：心理教育テキストの作成と活用に関する一考

［大江美佐里］

1. はじめに

　本書はトラウマの心理教育をテーマとしている。その総論として，「心理教育とは」あるいは「トラウマティック・ストレスとは」というところから書き始めるのが通例と言える。しかし，すでに発行されている書籍（たとえば類書である『PTSD の伝え方』〈前田・金，2012〉）との大幅な重複は避けたいという思いもあるので，まず本章では「能動的に心理教育プログラムを作る」という観点から，心理教育プログラム・テキストを作成するためのノウハウを中心に論じ，その後に各論では取り上げることが困難な，アセスメントについても取り扱う。アセスメントのところではトラウマティック・ストレスの定義についても考えることとする。

　なぜ，プログラム・テキスト作成のノウハウを述べる必要があるのかという質問に対しては，主に，①もっと気軽にテキストを作るという機運が高まると，テーラーメイド治療（個々の患者・クライエントに合わせた治療）につながるのではないか，②治療者側の考えを文字に起こし，外在化することそのものに治療効果があるのではないか，の２点から必要性を感じていると回答する。どこかに公開されている心理教育テキストを使用する，というのが第一段階だとすれば，自身の状況に合わせて改変する（ただし著作権には留意するかたちで）というのが第二段階，新しく自ら考案して作成するのを

第三段階と考えたい。このように考えると，本書は心理教育プログラムのアイデア集という位置づけとなり，教科書のような絶対的な存在ではないということになる。

2. どのような動機でプログラムが作成されてきたか

　各論にもいくつか記したが，筆者が心理教育プログラムを作成するうえでの動機や目的が，これまでどのようなものであったかについて述べる。

　筆者が初めて本格的に心理教育プログラムを作成したのは，2008年頃のことである（大江ら〈2009〉「衝動のしくみ」テキストは，大江〈2012〉を参照）。その頃筆者は，精神科急性期治療病棟で指導医の職にあったが，当時思春期・青年期患者の多くがリストカット等の自己破壊行動を繰り返しており，入院を担当した主治医の疲弊が著しかった。そこで，当時の副病棟医長より，この事態を何とか改善できるようなプログラムやテキストを作ることはできないかと尋ねられた。今振り返ってみれば，このとき求められていたものは，以下のような条件を満たすものであったと考える。

　　① 深遠な理論によるものではない（比較的平易）。
　　② 精神科医療の経験が浅い研修医や専攻医，あるいは他の医療従事織であっても実行可能であること（専門家でなくても利用可能）。
　　③ テキストだけで内容が完結していること（他の教科書の参照不要）。
　　④ 実践内容が共有可能。

　当時の思春期・青年期患者に対する精神療法的アプローチは，精神分析的精神療法に基づくものが主体であり，どうしても治療者の名人芸といった趣が強かった。このため，治療方針や治療過程を共有することが困難となっていた。そこで，治療者個人の技量に頼ることなく，一定の質を担保するようなテキスト作成を目指した。

　このようなテキストを作ってみると，ときには治療を担当した研修医自身が驚くほどの効果を示す症例も現れた。この治療効果はもちろん，心理教育プログラム単独で得られたものではなく，治療者-患者関係の構築という基本を満たしたうえのものである。ただ，それまで治療関係構築後に症状悪化を認めるような症例が多かったのも事実であり，そうした段階で「型のある治療」を示せた効果は大きかった。さらに，「研修医が患者とともにテキストを学ぶ」という，テキストを頂点（話題）として患者と治療者が並列の位置に立てるという構造（図1-1）も，治療効果の一助となっていると考えられた。

　その後，経験を重ねるなかで，従来の心理教育テキストでは十分表現されていない事項について考える機会を得た。それは，「回復過程を示すテキストが少ない」という事実であった。もちろん精神療法を含めた治療についてテキストでは記載をするわけだが，「どのように回復するのか」の道筋を示したり，そもそも回復過程は一直線にならないことを示したりしているテキストは少なかった。

　そこで，ある時点からは，何かを行った際に，どのような点が改善するのかを示すよう心掛けるようになった。もちろん，回復過程は人それぞれであ

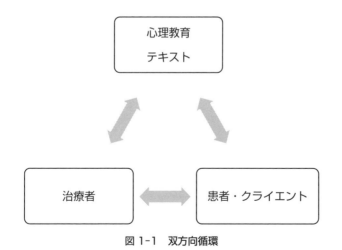

図1-1　双方向循環

るわけだが，それを念頭に置くことと，回復過程についていっさい語らないということは異なる。また，回復過程を示すということは，「回復した症例を知っている」ということでもあり，一定以上の経験がなければ示すことが難しいかもしれない。

3. 欧米のテキストは厚くごちゃごちゃしている

　さてここで，主に久留米大学で作成してきた心理教育テキストと，海外（欧米）の治療プログラムとの違いについて考えてみる。私の知るかぎり，欧米で開発される治療関連のプログラムはたいがい大部で，文字が非常に多い。そして内容もあれやこれやと詰め込まれているように見える。常日頃から「あのような形で頭に入るのか」という疑問を抱き，現在に至っている。
　一つの事柄を説明するのに文字が多いのは，アルファベットと漢字の違いなのか，そもそも思考の仕方が違うのか，日本語が「余白」を好むのか，と考えてみるのだが，専門外でもありうまく説明できないでいる。「あれやこれやいろいろ盛り込む」よりも，「シンプルに語る」ほうが理解しやすいと考えてしまうが，これについては周囲の同僚もほぼ同意をしてくれる。おそらく，欧米の方が私の作ったテキストを読んだときには，説明が足りないと思うかもしれない。簡素に見えて十分，というものを作りたいという気持ちが自身にあるのは，東洋的なのかもしれない。

4. テキストの作り方

　前項はやや脱線したが，話を元に戻し，実際にテキストを作成したい方に向けてのアドバイスをしたい。

① 最も避けるべきなのは，「本を読んでその知識をテキストに反映させる」

ことである。書籍を含め他者からの知識が自分の中で身になるまで，ある程度熟成させる必要がある。もちろん，用語の確認のために何かを参照することもあるだろうし，全体の構想を練る際に参考書を読むこともあるだろう。著作権法に基づき，引用文は正しく用いて引用元も記載する必要がある。しかし，テキストに載せる内容は自身が十分理解しているものに限定する。逆に言えば，十分理解していないものは掲載しないのが原則である。

② 私の個人的なお勧めは，「全体の流れを計画後，一気に全体を下書きする」ことである。前項で「簡素にして十分」という表現を用いたが，全体を貫く一本の線があるようなテキストが理想と考えており，それを実現するのには「一気書き」が良いのではないかと思うのである。ちょうど，書道の作品を作るときに一気に書くのと同じような心持ちである。当然，一気書きする前には，全体の流れを一通り頭に入れておかなければならない。

③ 対象年齢によって文章の雰囲気が異なるのは当然であるので，中心となる読者層をイメージし，その人に語りかけるつもりで書くと理解しやすいものができる。

④ ページ数は，表紙を含めて 4 の倍数にするよう計画する。急に実務的な内容となったが，どのような構造であるかを知ることがまず大事である。印刷会社によれば，4 ページ分を 1 枚の紙に刷り，それを折って綴じるので，余りが生じると白紙のページができることになるという。書き始めるときには，どの項目に何ページかかるかというところまではイメージできていないことが多いだろうから，途中で修正をかけることになる。ただ，書き込むスペースを用意したり，絵や写真を挿入したりすれば，余白ページが出てもそこで調整することができる。

⑤ テキストにはルビを振ることを強くおススメする。マンガの例で考えるとわかりやすいが，ルビがあるとかなり難しい内容でも読みやすくなる。テキストを音読してもらう際にも「読み仮名がわからない」という抵抗感が減り，スムーズに読んでもらえる。Microsoft Word でテキストを作

成する場合には，ルビを振るためのボタンがあるのでこれを活用する。

⑥ テキストの途中に，箸休めのように写真を配置すると読みやすさが増す。使用する写真は著作権に抵触しないよう，使用が可能なものを所定のサイトからダウンロードするとよい。写真はテキスト全体のテーマに合わせつつ，リラックスできるものを選ぶ。

5.　トラウマに関連する疾患のアセスメントについて

さて，ここで各論では紙面を割くことが難しい話題である，アセスメントについて論じることにする。「トラウマに関連する疾患」という書き方をしたが，実臨床では心的外傷体験の心理的影響は，うつ病やアルコール問題にも及ぶ幅広いものであり，心的外傷をリスク因子とする疾患まで含めると，実質上精神医学で取り扱う多くの疾患と関連すると考えてもよいほどである（この項は精神科医向けに記載する。公認心理師等によるアセスメントという意味ではなく，ここでは診断を含んだ検討である。器質的疾患の除外などの精神医学における診断の基本については，成書を参考にしていただきたい）。

トラウマティック・ストレスあるいは心的外傷に該当する出来事は，身体的暴力，性的暴力，誘拐，人質，テロ被害，拷問，戦争捕虜としての監禁，自然災害，人為災害，重大な自動車事故等が該当するとされる（DSM-5）。このように書くと，どのような出来事が心的外傷に該当するか容易に判断できると思われがちだが，実際には判断が非常に難しい事例がいくつもある。後で述べる適応障害のストレス因は幅広く考えてよいが，心的外傷については「実際にまたは危うく死ぬ，重傷を負う，性的暴力を受ける出来事」と限定される。

ここで「危うく死ぬ」という表現があるが，仮に歩行中に自動車にはねられたとして，自身が「危うく死ぬ」かどうか客観的にわかるのか，と考えてみると，この問題がいかに難しいか見えてくる。たとえば，衝突により肺が

損傷され，呼吸が苦しく感じられ死を意識した患者が，実際には気胸であり手術により比較的早期に回復した事例Aと，衝突により肝臓が損傷され，本人は軽い腹痛を感じた程度で死を意識しなかったが，その後意識を失い，実際には腹腔内出血が著しく，一時的に危篤状態にまで至った事例Bを比較してみる。

　意識のある状態で急に呼吸ができなくなることによって生じる死の恐怖は，結果として判定される身体的重症度とはまったく比例しない。この場合，事例Aにおいて身体的重症度は結果論であり心的外傷に該当するという考え方と，重症は負っていないので心的外傷に該当しないという考え方が生じることになる。事例Bはその逆で，身体的重症度は高いものの受傷時には危うく死ぬとは考えておらず，その後すぐに意識障害が生じ，事故の恐怖もなかったので心的外傷に該当しないのか，本人がどう思うかにかかわらず，結果として重症だったので心的外傷であると考えるかである。実臨床上，事例BはPTSD症状自体が重くないことが多いので，事例Aのような事例が問題となることのほうが多い。

　上記でわかるように，心的外傷体験かどうかの基準は，生物学的要因で規定されているのではなく，便宜的に診断基準として人間が決めているものである。ということは，心的外傷体験と該当しない体験でも，PTSD症状と同一のものが出現することは想像にかたくない。たとえば，心的外傷体験とは規定されていない失恋体験であっても，それに関係する場面を夢にみて目が覚める，関連する物事を避ける（2人の思い出が詰まった遊園地には行かないなど），集中力が低下する，自身のせいであろうと自分を責める，似た背格好の人がいたら驚く等々の症状が出現することはあるだろう。失恋は適応障害の診断で定められているストレス因（ストレッサー）には該当するので，記した状況では適応障害の診断が妥当となる。

　それでは，明らかに心的外傷体験であると見なされた場合を仮定して，アセスメントについて検討する。ここでは急性の状態（心的外傷体験後，数週以内）ではなく，4〜6週以上経過した場合を想定する。自殺念慮や自殺企図行動など，緊急で介入しなければならない症状がない場合には，以下の2

つを経過のなかで検討しながらアセスメントを行っていることが多い。

① 心的外傷をストレス因として生じている症状
② 心的外傷体験以前から存在している（可能性が高い）症状や特性,
　 環境要因

　「アセスメントは初診で行う」と決めている方々もおられるかもしれないが, 筆者の場合, 初診は暫定診断として, 治療経過のなかで確定診断を行う事例がほとんどである。
　上記①, ②を明確に区別することは, 実臨床上とても難しいと言わざるをえない。そこで, アセスメントの順番として, まず, ①を中心に検討する。②については徐々に明らかとなってくることが多いので, 受診回数が増え, ①に関する症状の推移が見定められてから検討している。この順序でアセスメントを行うことは, 患者本人の意向にも沿っていることが多いと考える。
　PTSD の診断に関しては, スクリーニングである自記式の質問紙を行うか, 口頭で症状の確認を行ったあと, 構造化面接である CAPS（Clinician-Administered PTSD Scale：PTSD 臨床診断面接尺度）を実施して診断を確定する。CAPS は定められた研修を受講した者のみが実施できるとされているので, 詳細の記載は省略する。PTSD は心的外傷の体験によって PTSD 症状が出現するとされている関係から, 診断の是非について問われる場面が多い疾患であり, 国際的に標準とされている手続きを踏んで診断することが求められる。
　精神科の国際的な診断基準には, DSM-5 と ICD-10（今後は ICD-11）の2種類がある。DSM は米国精神医学会が定めたもので, ICD は WHO（世界保健機関）が定めている。今後導入される ICD-11 では, PTSD のほかに, Complex PTSD（以下 CPTSD）という診断名が追加されることが決まっている。CPTSD については執筆時点でいくつかの総説が出版されているので, 詳細についてはそちらを参照いただきたいが, 反復あるいは持続する心的外傷体験（たとえば児童虐待）などにより, PTSD 症状（ICD-11 の中核症状

としては，再体験，回避，過覚醒）のほかに，感情調整，自己価値，対人関係の3領域に関する症状が認められることをいう。CPTSD特有の3症状については，DSM-5のD項目（認知と気分の陰性の変化）に含まれているという考え方もあるが，若干視点が異なっている。各症例のアセスメントをする際，DSMの立場，ICDの立場からそれぞれ考えてみることも，症例理解に役立つと考えられる。

さて，近年では特に児童領域において，発達障害とトラウマ関連障害の鑑別疾患や支援の問題が指摘されており，アセスメントにおいても両者を念頭に置く必要がある。日本トラウマティック・ストレス学会の機関誌である『トラウマティック・ストレス』誌2020年6月発行の第18巻第1号では，「発達障害とトラウマ関連障害の架け橋──『見分ける』から『みたてる』へ」というタイトルで特集を組んでいる。

特集の冒頭で笠原は，「この2領域はしばしば『発達障害か？』『トラウマか？』と"見分ける"ことに注力されがちである。（中略）しかし，臨床現場では，その"見分け"にとらわれることが，支援や治療を必要としている人のためになるかというとそうとばかりは言えない局面にしばしば突き当たる」と述べている（笠原，2020）。トラウマ体験後に来院する患者に対して，初診時からトラウマ体験以前の生育歴・発達歴を把握して，「この部分は発達障害由来」「この部分はトラウマ由来」と分けるという考え方は，臨床現場のありようからはほど遠い。

同じ特集内で八木は，「目の前の子どもが，いずれか1つの疾患（障害）に『当てはまる』ということは，実際にはほとんどないに等しい」として，「発災から数年を経て深刻な不適応状態に陥り受診する子どもの多くは，発達特性とアタッチメントの問題，小児期の逆境的体験（中略）の3つの領域が極めて個別性をもってオーバーラップし，複雑な状態を呈していることが多い」と論じており，筆者もこの考えを支持する。トラウマの領域のアセスメントの難しさは，安易な解釈によらず，複雑なものを複雑なままに見立てることにある。安易な単純化は患者の姿を見誤ることにつながる。

6. まとめにかえて：心理教育プログラム作成のススメ

　総論として，心理教育プログラム・テキストを作ることそのものに関して，およびアセスメントに関して論じた。本書を読んで，「私もこんなテキストを作りたい！」と思っていただければ存外の喜びである。逆に，「こんなに大変だったら私にはできない」と思わせていないだろうか，と心配である。

　今回のテーマとは分野が異なるが，宮城県仙台市の山田憲一内科医院教育研究所では，糖尿病教室の媒体として「糖尿病対話マップ」が用いられている（http://yamada-ec.jp/dialogue）。これは，一見すると1枚の大きな絵で，そこに山や池，道や橋があり，糖尿病の気づきの大切さをマップの形で示したものである。このように，さまざまな方法で伝えることができるということを知り，実践に移してもらいたいと願っている。

【文献】

笠原麻里（2020）特集にあたって．特集　発達障害とトラウマ関連障害の架け橋——「見分ける」から「みたてる」へ．トラウマティック・ストレス 18(1)，13.

前田正治・金吉晴編（2012）PTSD の伝え方——トラウマ臨床と心理教育．誠信書房

大江美佐里（2012）衝動性を持つ当事者を対象とした心理教育プログラム．前田正治・金吉晴編　PTSD の伝え方——トラウマ臨床と心理教育．誠信書房

大江美佐里・森田武宏・向野美智子・佐藤守・松岡稔昌・小路純央（2009）非精神病性の衝動行為に対する心理教育的アプローチ．臨床精神医学，38(9)，1315-1321.

八木淳子（2020）大災害後の長期経過で顕在化する子どものトラウマと発達に関する複雑な問題の実相．トラウマティック・ストレス，18(1)，38-46.

第 2 章

成人 PTSD に対する心理教育

［小林雄大・大江美佐里］

1. 概要

(1) プログラム作成の経緯

　本テキストは,『緊急事態から「脳・こころ・身体」が回復するしくみ』[*1]
と題され, 成人のトラウマ体験を念頭に置いて（ただし, 出てくる症状は
PTSD とは限らず, "閾値下" の症状やうつ症状などを含む若干幅広いもの
を想定）, 2013 年に作成された（図 2-1）。本テキストの最も重要な特徴は,
出来事や症状の特徴だけではなく,「回復過程」についてその内容を記載し
たことにある。逆に, 一般的な疾患説明パンフレットにあるような,「薬物
療法」に関する細かな記述は加えていない。その理由を含めた本プログラム
作成の経緯を振り返ってみたい。

　久留米大学における PTSD 診療は, 1996 年のガルーダ航空機事故の被災
者支援に始まった。最初にまとめられた心理教育テキストは,『PTSD の伝
え方』（前田・金, 2012）の巻末資料 1 として掲載されている「トラウマが
もたらす心身への影響」で, 主として PTSD の疾患概念についてまとめら

[*1] 　本テキストは http://www.seishinshobo.co.jp/book/b592375.html より PDF のダウン
　　ロードが可能。

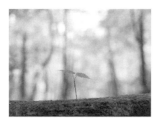

緊急事態から「脳・こころ・身体」が
回復するしくみ

2013 年 3 月版
久留米大学　心理社会的治療研究会

はじめに
　このテキストは、主治医が「トラウマ体験と関連した症状（PTSD とは限りません）がある」と判断した方を対象として、脳・こころ・身体がどのような反応を示し、その後どのように回復していくかを説明しています。また、治療については基本的な考え方と実践のヒントを挙げています。

執筆者
久留米大学
大江美佐里（第 1−7、9−10 章）
舛田亮太・心理カウンセリングセンター木曜チーム一同（第 8 章）

図 2-1　テキストの表紙と「はじめに」

れたものだった。当時はトラウマ臨床経験も乏しく，長期的な回復過程について実感するというよりも，心的外傷体験の影響が非常に重篤な症状を呈する，ということそのものに圧倒される（たとえば，当時神経症圏と見なされた PTSD 患者のなかに，抗うつ薬のみでは効果がなく，抗精神病薬を投与される患者がいるという事実に驚く）時期であった。その後，多くの臨床例を経験するなかで，徐々に症状改善・社会機能の回復につながり，終結にまで至る事例が現れた。その特徴を表現できるかたちのテキストを作ろうと考えた。

　本テキストで，薬物療法については治療に必要であることを述べるのみとし，詳細について削除したのは，『PTSD の伝え方』の巻末資料 2 として掲載されている心理教育テキスト「衝動のしくみ」での記載内容が，徐々に古くなっているのに気づいたのがきっかけである。比較的アップデート間隔が短くなる内容は避け，テキストの賞味期限（という表現は適切ではないかも

しれないが）を伸ばそうという目論見である。後述するが，精神療法につい
ては，認知療法的な内容について1章をもうけている。

　さて，本テキストについて特に強調しているポイントがもう一つある。そ
れは，心的外傷体験後の怒り（posttraumatic anger）について1章をもう
け，論じていることである。これは筆者（大江）のトラウマ臨床実践のなか
で，強調するべきテーマであると確信するに至ったからである。詳細はすで
に発表済みの論文（大江，2014；大江，2016）を参照いただきたいが，平た
くいうと，過去の臨床のなかで「怒り・攻撃性を周囲に向けた患者治療に難
渋した」体験があり，これを何とかして軽減したいという思いから，第3章
「こころの反応としての怒り」を入れることにした（表2-1参照）。

表2-1　プログラム構成と概要

目　次	概　要
第1章　身体・精神的な危機がせまるとき	トラウマ体験の種類に関する説明。
第2章　直後の生理的反応	トラウマ体験直後の症状について，主として自律神経反応をもとに説明。
第3章　こころの反応としての怒り	怒りが生じる背景を示し，怒りにまかせて攻撃性を示すことを避けるのが賢明であると説明。
第4章　トラウマ体験でみられる症状	広汎な症状が出る（PTSD以外の症状もある）ことを説明。
第5章　脳では何が起きているのか？	感覚器から脳に情報が入り，ネットワークの乱れを引き起こすことを説明。
第6章　治療の基本	薬物療法，精神療法の概要について。
第7章　どのように回復していくのか？	回復過程はらせん形，長い時間経過で，徐々に回復することを説明。
第8章　呼吸法とリラクゼーション	呼吸法と筋弛緩法の紹介。
第9章　自分のこころの動きを眺める	白黒思考など，認知療法の概要について例を挙げて説明。
第10章　人ともう一度つながる	もう一度，人と関係をつくる気持ちになることが回復につながる。

　トラウマ体験に関連する感情が多岐にわたること（例：悲しみ，恐れ，罪悪感，怒り，恥）は，DSM-5 以後の常識といってもよい。しかしながら，それ以前の PTSD 研究史を振り返ると，『PTSD の伝え方』出版当時は，複雑性 PTSD に関する研究を除けば，トラウマにまつわる感情といえば圧倒的に恐怖に関するものが多かった。そこで，怒り・攻撃性を症状であると強調することで，トラウマを抱える患者への支援者の誤解・偏見を軽減したいという思いがあった。

　現在振り返ると，その目論見は達成されているように思う。当時，本テキストの内容を紹介するなかで，怒りの感情を持つこと自体は必ずしも否定的なものではなく，社会に対する権利擁護活動等（たとえば，被害者支援を目的とした NPO 法人を支援するような活動）を行う原動力となるような，「正当な怒り」になるのではないか，という意見をいただいた。これについては一部総説（大江，2016）で取り上げたが，問題は怒りの感情というよりも，怒りを相手かまわずのべつまくなしにぶつけてしまう攻撃性にあり，怒りを冷静に見つめ，昇華するという心の動きは支持されるべきものであろうと考える。こう考えると，「感情を持つこと」と「行動すること」を分けることが，この章の鍵であることが明らかとなる。

　最後に余談（かつうろ覚えのところもある）であるが，本冊子を神田橋條治先生にご覧いただいたことがある。最後に「人ともう一度つながる」という章を掲げていることを高く評価いただいた。その一方で，「緊急事態」という，このテキストのタイトルの冒頭の単語については，変更したほうがよいという意見を表明された（印刷してしまった後なので，その後ずっと変更はしていない。トラウマ体験の「外面」を表現するのではなく，「内面」を表現するようなタイトルがよりふさわしいという意味だったのではないかと，今は考えている。次章の複雑性 PTSD に対する心理教育テキストのタイトル「今を生きるヒント」は，その点では改善したと言えるかもしれない）。

(2)　プログラムの対象

　本プログラムの対象年齢は，テキストの内容を理解できる年齢層であり，実際には中学生以上を想定している（漢字にはルビを振っている）。対象者は「主治医がトラウマ体験と関連した症状（PTSD とは限らない）があると判断した方」としている。

(3)　プログラムの導入

　導入の目安は「落ち着いてテキストを読んでもらえるか」「理解してもらえるか」という点にある。トラウマ体験のさなか（DV 等の場合，被害体験が持続しているなかでの受診もある）や直後には，治療者と話をすることはできても，こうした冊子を用いての説明にまで応じるだけの心の余裕がないことも多い。逆に，トラウマ体験後，長い間治療を受けることなく経過している場合には，早い段階で導入することが多い。

(4)　プログラムの内容・進度・使い方

　プログラムの構成は，表 2-1 のとおりである。実施するペースは，1～2 章分を 1 回分として，全体を 5～10 回程度とするのが標準的であろう。
　第 2 章「直後の生理的反応」，第 5 章「脳では何が起きているのか？」については，文章の内容の理解が大事というわけではない。筆者としては，自分の症状に対して，医学的（あるいは科学的）に何らかの説明がついているのだ，ということを理解してもらうことを主眼としている。よって，もし難しそうであれば，「今の医学（科学）ではこのように説明されているようです」と言葉を添えて次の章に進み，最後にこの章に戻ってあらためて感想を聞くというやり方もよいだろう。
　もし，呼吸法や筋弛緩法の必要性が明らかなら，最初に第 8 章を説明し，

習得してもらってから他の章に進むか，あるいは他の章の説明の時間帯と呼吸法・筋弛緩法の時間帯を半々に持ち，全体を1つのセッションにするというやり方もあるだろう。

2. 仮想事例

(1) 事例紹介

　21歳の女子大学生Aは，ある休日，同じラクロスサークルの友人Bの運転する軽自動車の助手席に乗り，片側一車線の道路を走行していた。周囲は見通しが良く，法定速度を上回るスピードの車が多かった。車内に流れていた音楽に聞き覚えがあったAは，「これなんて曲だっけ？」と尋ねた。Bが「えっとねー……」とスマートフォンに視線を落としたとき，対向車線の赤い乗用車が中央線を大きくはみ出して迫って来ているのにAが気づき，「あっ」と声を上げた。Bは慌ててハンドルを切ったが間に合わず，軽自動車の右前方と赤い乗用車の前面が衝突し，道路から弾き出された軽自動車はガードレールを破り，田んぼに突っ込んで停車した。頭痛を感じながらAが目を開けると，Bがぐったりとうなだれていた。必死に名前を呼びながら体を揺するも返事はなく，変形した車体に挟まれて血まみれになった足を見て，Aも気を失った。

　二人は搬送され，Aは頭部打撲のみで他に目立つ外傷はなかった。Bは頭部打撲による一過性の意識障害を認めたが回復し，下肢の骨折で緊急手術となったが命に別状は無かった。Aは安堵したが，3カ月後のラクロスの試合には出場できなくなり，「私が声をかけなければ事故に遭わなかったのに」と，Bに申し訳ない気持ちでいっぱいだった。翌日，Aは退院前にBと面会した。二人は泣きながらお互いの無事を喜び，謝るAにBは「運転してた私のほうこそごめんね」「試合は後輩が頑張ってくれるよ」と話した。

　A は 1 週間の自宅療養を経て復学したが，自転車での通学途中，言いようのない不安や動悸，めまい，呼吸困難感を自覚するようになった。また，サークル活動後に車で移動する際にも同様の症状を認めた。警察の事情聴取でも同様の症状を自覚していたため，「事故と関係があるかもしれない」と考え思い返すと，不調は赤い車やスピードの速い車を見かけたときに起きやすいと気づいた。そうした誘因がなくても，目の前に迫り来る赤い車，血まみれの足といった光景や，「ガーン」という大きな音を急に思い出すことがあり，その際はやはり動悸や呼吸困難感を伴うことが多かった。また，そうした内容の悪夢にうなされて睡眠が十分にとれず，頻繁に体調を崩した。電話や救急車の音に飛び上がるほど驚くようになり，車に乗る用事は避け，赤い洋服や小物も遠ざけていた。

　事故の影響と気づいてはいたが，「自分のせいなのにみっともない」と思い，事故から 1 カ月半後に B が松葉杖で復学後はなおさら，「B のほうが大変なのに，私なんかが弱音を吐いてはいけない」と我慢していた。しかし，路上で過呼吸状態となり通行人に救急要請されることが続き，心配した母は実家に戻るよう勧めたが，「お母さんに何がわかるの！」と怒鳴り散らした。事故から約 2 カ月後，A は母と大学の保健室を訪れ，専門医療機関を受診することとなった。

　初診時，A はひどく疲れていた。悪夢や中途覚醒のため睡眠がとれず，日中に仮眠をとっており大学も休みがちだった。食欲も低下し，友人と食事したり話したりすることもめっきり減っていた。B は特に心配して，頻繁に連絡をくれるが，返信できないことも多かった。「私と出かけなければ事故もなかった。B に申し訳ない」「頑張っていた試合も私のせいで出られなかった」「私だけがいつまでも引きずって，思い出してパニックになって，情けないしみっともない」「訳もなくイライラしてお母さんに当たってしまう。そんな自分が嫌だ」と涙ながらに話した。

　母によると，事故の原因は赤い乗用車の脇見運転だったようだが，A は自分を責め続けていた。苦痛な記憶の反復的想起などの侵入症状，車や赤い物を避けるなどトラウマ体験に関連する刺激の回避，過剰な驚愕反応や睡眠

障害など覚醒の亢進，事故に関する否定的で歪んだ認識，罪悪感，怒り，恥など，認知と気分の陰性の変化を認め，心的外傷後ストレス障害の診断で通院を継続することとし，安全な環境での休養のため，1カ月間の休学を提案した。

　また，日常生活に大きな影響を及ぼす「パニック」への対処や，正しい疾患理解，すなわち症状や反応の説明や回復過程の理解が，Aの罪悪感や自責感の軽減に有益であると考え，『緊急事態から「脳・こころ・身体」が回復するしくみ』のテキスト（以下，テキスト）を用いた心理教育を実施することとした。

(2)　プログラム実施

　初診より2週目の診察でAは，「車を見るのが減ってだいぶ楽でした」と話し，睡眠や食欲は改善傾向であった。しかし，依然として不意に事故のことを思い出し「パニック」になることはあり，通院の際も動悸や呼吸困難感を認め，「苦しいけど，自分だけこんなに苦しんでいることが恥ずかしい」と話した。

　この日は，テキスト第1章「身体・精神的な危機がせまるとき」，第2章「直後の生理的反応」により，身体的反応についての理解を深め，加えて第8章「呼吸法とリラクゼーション」を実施し，自律神経症状を伴う発作的な不安緊張状態への対処法を学んだ。Aは真剣に取り組み，「少し難しいけど，自律神経とか聞いたことはあります」「やっぱり事故が原因で，ドキドキしたり息苦しくなったりするんですね」と述べた。呼吸法と筋弛緩法の手順を説明しながら一緒に行い，「そういえば，最近はずっと肩や首が凝っている気がします」と話した。息苦しいときや過呼吸時には，呼吸法を試すことを提案した。

　3週目の診察では，筋弛緩法を毎日眠前に行っていること，息苦しさに襲われた際に呼吸法を試したことを報告した。「まだうまくいったり，いかなかったりですけど」とは言うものの，「パニック」への恐怖は少し軽減して

いるようであった。この日はテキスト第 3 章「こころの反応としての怒り」，第 4 章「トラウマ体験でみられる症状」について取り上げた。

　怒りについて A は，「些細なことでお母さんにイライラして，つい強く当たってしまう」「連絡をくれる友人や後輩にも，『放っておいてよ』と腹が立つことがある」「自分が嫌だし情けないし，自分にもイライラしているのかもしれない」と話した。怒りの感情を持つこと自体は自然なことだという記載について話し合うなかで，「イライラすること自体が悪いことだと思っていたから，そう言ってもらえると少しほっとします」と，初めて笑顔を見せた。

　トラウマ体験後の症状についても，「飲酒とか解離というのはないけど，他は全部当てはまります。こういうのも，あってもおかしくない症状なんですね」と話した。この点は母にも説明を行い，母は「性格が変わってしまったと思っていたので，症状の一つだとわかってよかったです」と安心したようだった。

　4 週目の診察では，テキスト第 5 章「脳では何が起きているのか？」を実施したが，「ここは難しいですね」「アクセルとかブレーキとかの例えもちょっとキツイです」と，やや表情硬く話した。このため「脳内では，強い感情と冷静さのバランスが崩れてしまうと言われています」と簡単にまとめるのみとし，残りの時間は現実的な問題，就職活動の心配や，母にはやはり些細なことでイライラしてしまうこと，友人からの連絡への返事の仕方などについて話し合った。

　5 週目の診察では，テキスト第 6 章「治療の基本」，第 7 章「どのように回復していくのか？」を実施した。A は「通院しはじめてドキドキとか過呼吸はだいぶん良くなったし，いろいろな気持ちがあってよい，ということはわかりました。でも，やっぱり車を見ると思い出したり，急に悲しくなったり，イライラしたりするのはあります」「『徐々に回復していく』と書いてあるけど，そうなってほしいけど，本当にそうなるのか不安もあります」と素直に話した。また，薬物療法については，「できれば飲みたくないのでこのまま頑張りたい」と話した。初診から 1 カ月が経過し，予定どおり段階的

に復学することとなった。

　6週目の診察に訪れたAは，「大学はやっぱり行き帰りはきつかったです。でも過呼吸にはならなかったし，前よりはだいぶん良いです」と報告した。テキスト第9章「自分のこころの動きを眺める」を実施したところ，「ここはすごく当てはまります」と話し，「100％じゃないと0％と考えたり，一つ嫌だとそれがずっと続くと考えたり，悪いほうにばかり考えて自分を責めたり。もともとそういうところはあるけど，事故の後はよけいにそうなっていると思います」「走っている車も，全部自分に向かってくるような気がします」と話した。「今この場所では，気持ちは落ち着いていますか？　こころに余裕はありますか？」と尋ねると，「今は，落ち着いていると思います」と答えた。「今でも，事故はすべて自分のせいだと感じますか？」と問うと，少し考えてから，「今でも，私が声をかけなければとは思うし，Bに申し訳ないと思います。だけどお母さんは，相手がはみ出してきたんだから私のせいではないと言っていて，そういう部分もあるかもしれないと思います」と答えた。「テキストに書いてあるとおり，走っている車もほとんどは安全運転をしています。すべての車が危ないとか，すべてが自分のせいとか，そういう訳でもなさそうですね」と語りかけると，Aは少し涙ぐみながらうなずいた。

　7週目の診察では，テキスト第10章「人ともう一度つながる」と，全体を通しての振り返りを行った。Aは「一昨日，久しぶりにBと二人でごはんに行きました。さすがにBもまだ運転はできないから，近くのお店に」と報告した。「やっぱり謝らずにはいられなくて謝りました。Bは『もう，Aのせいじゃないって！』って，ちょっと怒られました。『運が悪かったけど，こうして無事だったんだから運が良かったよ』って。事故の話はそれだけで，後は何だかいつもどおりで楽しかったです。そういえば後輩たちの試合はボロ負けだったんですよ。『やっぱり私たちがいないとダメだね～』って」と笑顔を見せ，「もうBとは普通には話せないと思っていたし，他の人とも距離が広がったような気がしていました。でも，Bはいつもどおりだったし，たぶん他の人もそうなんじゃないかと今は思えます」と話した。

(3)　その後の経過

　以降もAは定期的に診察に訪れ，時折，恐怖感やイライラ，落ち込みを認めながらも，日常生活には大きな支障をきたすことはなかった。就職活動に苦労しながら，友人との楽しい時間を過ごしている。

(4)　事例解説

　本章で紹介した事例では，赤い洋服や小物といったように，事故時に遭遇した色に関連する事物がトリガー（事故を思い出すきっかけ）となっていた。トラウマ体験を想起させる感覚刺激のなかには，必ずしもすぐに関連がわかるものばかりではなく，この事例のように体験した本人自身も徐々に気づくことになる場合もあるので注意が必要である。

　また，本事例では，母にイライラをぶつけてしまったり，友人Bからの連絡に応じなかったりと，自分を理解してくれる立場の人（家族・友人）との関係性にネガティブな影響を与える行動が認められている。こうした言動が長期化することで，周囲の情緒的支援が徐々に失われていくことが日常臨床の場でよく認められている。このような事態の改善にも，今回の心理教育テキストが役立ったのではないかと考える。

3.　おわりに

　成人のトラウマ体験に対する心理教育プログラムについて紹介した。本書で示されている他の心理教育プログラムと組み合わせることも可能であり，たとえば本章のプログラムを実施後に，併存症や複雑性PTSDに関連したプログラムを行うなどの工夫をすることで，患者・治療者ともに症状を多角的にとらえていくことができるのではないかと考える。

【文献】

前田正治・金吉晴編（2012）PTSD の伝え方——トラウマ臨床と心理教育．誠信書房

大江美佐里（2012）衝動性を持つ当事者を対象とした心理教育プログラム．前田正治・金
　吉晴編　PTSD の伝え方——トラウマ臨床と心理教育．誠信書房，pp.74-81.

大江美佐里（2014）Posttraumatic Anger ——理論的背景と臨床的意義．トラウマティッ
　ク・ストレス，**12**，53-60.

大江美佐里（2016）外傷後の怒り（posttraumatic anger）診断とマネジメント．最新精神
　医学，**21**，261-266.

第3章

複雑性 PTSD に対する心理教育

［千葉比呂美・小俵京子・藤井優樹・大江美佐里］

1. 概要

(1) プログラム作成の経緯

　本プログラムは，ICD-11 で正式に診断名として認められることになった Complex PTSD（本章執筆時，日本語訳は未定である。本章では以降「複雑性 PTSD」と表記する。ICD-11 以前の複雑性 PTSD 概念を含めた説明は，大江〈2016〉を参照）を念頭に置いた心理教育プログラムとして，2019 年に作成された*[1]。タイトルは『今を生きるヒント』と，一見「何のテキストなんだろうか」と思わせるものにしている。これは，プログラム対象となる患者・クライエントが，できるだけ自身のこととして受け止めることができるタイトルにしようという意図があり，名づけられた。また，後述する「現在中心療法」を強調する意味もある。

　本プログラム作成にあたって参照した（重要なものとした）技法は，①感情と対人関係の調整スキル・トレーニング（Skills Training in Affective and Interpersonal Regulation：STAIR），②現在中心療法の2つである。しかし，

＊1　本テキストは http://www.seishinshobo.co.jp/book/b592375.html より PDF のダウンロードが可能。

それらの技法をそのまま引用したわけではなく，久留米大学でのトラウマ臨床の経験も踏まえて，心理教育プログラムの形に再編成したものである。

　久留米大学病院では以前より，複雑性 PTSD と診断可能な患者を，外来・入院で診療してきた。ICD-11 での複雑性 PTSD は，典型的には複数回あるいは長期の被虐待体験（たとえば，児童虐待，性暴力被害）を受け，そこから抜け出すのが困難であった場合に，PTSD の中核症状である再体験・回避・覚醒亢進症状のほかに，感情調整の困難，自分自身が無価値であるという信念，対人関係維持困難の 3 つの症状を呈するというものである[2]（大江，2016）。このうち，特に複雑性 PTSD 特有の 3 症状を取り扱えるプログラムを作ろうとしたのが，プログラム作成の動機である。

　以下，簡単に STAIR と現在中心療法を紹介する（両者に関するさらに詳しい説明は，大江・千葉〈2019〉を参照）。

　元来，トラウマ焦点化技法のひとつである曝露療法（ナラティブ曝露）を行う前に，感情調整や社会性，対人関係に関する問題を取り扱うことが必要だという認識から STAIR は開発された。これらの課題は，過去のトラウマ体験の影響を受けて生じているものではあるが，「現在本人が抱えている問題」であり，現在中心療法とこの点で重なるところが多く認められる。STAIRについては既刊書（Schnyder & Cloitre, 2015）に詳細が説明されている。

　現在中心療法（present centered therapy）は，国際トラウマティック・ストレス学会が 2018 年に出した治療ガイドラインで標準推奨とされる治療法で，トラウマに焦点化しない治療法のひとつである（Frost et al., 2014）。もともとは他の治療法の効果検証のために active placebo[3] として開発されたが，待機群よりも確実な効果が見込まれるという結果が蓄積されている。

　現在中心療法は，脱落率が低いという点でも好ましい治療法である。治療内容は，PTSD の心理教育，日々の困難に対する効果的対処法の検討，セッション外での問題解決技法の活用，からなる。本書第 11 章で取り上げる

＊2　用語は概念説明のために使用したもので，ICD-11 の日本語訳とは一致しない。

＊3　「何もしない」という消極的な対照群ではなく，「何かしらの接触はする」という意味での弱い効果を意図した対照群のこと。

「問題対処プラス」プログラムとも，共通性が高い治療法である。テキスト
の第1章を除いては，内容に現在中心療法の説明が明示的に示されているわ
けではないが，本プログラムの根底には現在中心療法を尊重する姿勢がある
ことを強調しておきたい。

　国際トラウマティック・ストレス学会では，国際協力の試みとして，2015
年に『児童期にトラウマを受けた成人の方々へ』*4 というパンフレットを作
成した。このパンフレットは必ずしも関係機関とつながっていない方々を対
象にした啓発教材であるが，「今を生きる」プログラムにはこのパンフレッ
トを作成したときの経験も生かされている。なぜなら，このパンフレットの
英語版（原版）は，筆者（大江）を含む当時の各国委員がそれぞれ執筆した
もので，通常ありがちな「欧米で作られた英語版を日本語に訳す」という作
業ではなかったからである。このときの経験は，各国で共通している項目，
あるいは逆に文化差の大きな項目についての学びとなった。

(2)　プログラムの対象

　プログラムの対象者は，「過去に（多くの）辛い出来事（心的外傷的出来
事とは限りません）を体験した方」としている。さらに，「診断名は問いま
せん。死にたい気持ちを抱えている方も対象にしていますが，実際明日にも
死のうと考えているような方は対象外です」と規定している。このように，
複雑性 PTSD よりも幅広い層を対象としている。

　ICD-11 の診断基準では，6つの症状すべてを満たす者のみが複雑性
PTSD の診断となるが，久留米大学の過去の調査でも，6つすべての症状を
満たす割合はそう高くなく，相当数の閾値下症例が存在していることが明ら
かとなっている（大江，2016）。また，児童期の虐待や類似の体験について
は，想起することについてバイアスが生じるのを避けられないという事情が
あり，心的外傷とするのが困難な場合もある。こうした事例についても，診

---

*4　https://www.jstss.org/docs/2015110600085/file_contents/iCAN-Japanese_
pamphlet_revisedOct15_2015.pdf よりダウンロードが可能。

断はともかく治療対象にしたいという思いがあり，上記のような表現にしている。

(3)　プログラムの導入

　このプログラムの対象となる患者・クライエントの場合，治療関係が構築されるまでに時間を要する場合も多い。本プログラムは心的外傷体験を曝露することはしないものの，自身の症状とは向き合う必要があり，そのことが負担と感じられる場合もある。プログラムの導入は焦らず慎重に検討する。

　久留米大学ではこれまで，主として入院患者に対して，ある程度の時間をかけて本プログラムを実行しており，外来症例の経験が少ない。入院環境であればプログラム実施後の反応をつぶさに観察して対応することができることから，本プログラム実施目的での入院という選択肢もあるように思われる。単発例のなかにはトラウマ体験以前の健康度が高い症例があり，成人PTSDのプログラムは外来での使用頻度も高い。しかし，複雑性PTSDや関連の症例では，本人の健康的な側面が治療過程のなかで浮かび上がるのに，通常かなりの時間を要する。入院加療でプログラムを組むことで，こうした治療過程が若干促進される可能性はあるのではないかと考えている。

(4)　プログラムの内容・進度・使い方

　プログラムの構成は表3-1となっている。本プログラムは第1章を除き，1つの章を1，2回の面接で行うのが適当であると考えられる。対象者の理解度に応じて，テキストの内容を口頭で説明し直したり，あらためて図表にして説明したりと，テキストを題材にして丁寧に説明を行うことが重要である。

　複雑性PTSD特有の症状として感情調整の困難があるが，「感情調整の困難」を扱うためには，感情そのものの説明，感情がエスカレートし行動に悪影響を及ぼすことの説明，そして感情をコントロールするとはどういうことなのかを説明する必要がある。

表3-1 プログラム構成と概要

目 次	概 要
第1章 「今を大事にする」ということ	プログラム全体の概要と，現在の状態を安定させることの重要性の説明。
第2章 感情のいろいろ	基本的感情と，感情に巻き込まれることの問題について。
第3章 不安・恐怖	不安・恐怖の説明，呼吸法を含めた対処について。
第4章 抑うつ	抑うつの説明，対処について。
第5章 怒り	怒りの背景要因，対処について。
第6章 感情がエスカレートすると……	感情がエスカレートすることの弊害と，感情コントロールについて。
第7章 辛い状況に耐える	辛い状況を，アルコールや「やけっぱち」なしに乗り越える方法について。
第8章 自分に対する考え方について	自分自身に対する否定的な考えの紹介。
第9章 人付き合いについて	対人関係・対人距離について。

　第2～5章はSTAIRの説明も参考にしているが，私たちのオリジナルの記述もある。そのひとつが「普段どおり安全」という考え方である。これは，筆者（大江）がトラウマ関連疾患や強迫症の治療経験から強調するようになった概念で，「絶対的な安全」を求めることが症状持続につながる事例があること，絶対的な安全は存在せず，もう少し緩やかな「普段どおりの安全・安心」という“そこそこの安全”を基準にすることが，治療上有益であるという信念に基づいている。この「普段どおり安全・安心」の考え方を，本テキストでは第3章の「不安・恐怖」の項目に組み入れた。

　STAIRのなかで，筆者（大江）が他のプログラムにはない優れた点であると考える項目が，第7章の「辛い状況に耐える」である。これは，STAIRでは「苦痛への耐性（distress tolerance）」と呼ばれ，自身や他者を傷つけることなく（アルコールや薬物乱用，自傷行為，過食，他者との関係を，未熟なかたちで断ち切るなどせず），苦痛に耐えることの重要性を説いている。本テキストではこれらを，「やけっぱち」と自暴自棄の側面を強調

して記載した。

　第8章，第9章は，自己否定的な認知や対人関係上の問題が生じることを説明してはいるが，対処法・解決方法についてほとんど提示していない。テキストが大部にならないことも大事であり，個別性が高い項目については一般的な助言の効力が低い，というのが記述を減らしている理由である。「誰」との「どのような」関係を「どう対処」するかというのは，対象者と治療者の対話によって明らかとなるのが理想的な流れであると考える。その意味では，本プログラムが終了した後の対話のきっかけを与える章であると位置づけることができよう。

2. 仮想事例

(1) 事例紹介

　36歳女性A。2歳時に両親は離婚。4歳時に母親は再婚したが，間もなく離婚した。その後，母親の交際相手Bがたびたび家を訪ねてくるようになったが，いつからかBより性的いたずらを受けるようになった。小学6年生時に母親とBが離別し，Bとの接点はなくなったが，母親は過量服薬を繰り返し，母親の友人宅を転々とするなど，生活環境は安定しなかった。高校卒業後，19歳時に交際相手との間に長男を妊娠し，出産，結婚。その後，20歳時に次男，22歳時に長女をもうけた。26歳時に，母子家庭の友人Cから懇願され，Cとその息子との同居生活が始まるも，夫とCとの不貞関係が明らかとなり離婚に至った。

　離婚後より，抑うつ気分，興味関心の喪失，不眠，食思低下が出現し，一日中臥床する生活が3〜4カ月ほど続いた。30歳時にも同様のエピソードを認めていた。35歳時にめまい，吐き気，腹痛，一過性の発熱などの身体症状が出現。総合病院での検査入院を繰り返すも器質的異常は指摘されず，当

院を紹介され受診した。初診時，抑うつ気分，興味関心の喪失，不眠，食思不振を認め，うつ病の診断で抗うつ薬を主剤とした加療が開始されたが症状の改善に乏しく，外来主治医に促され Z 病院入院となった。

　A は調子の悪さを語るかたわら，病棟外に出ては携帯電話で誰かしらと連絡を取り続けており，日中病棟内で A の姿を目にすることはほとんどなかった。診察では身体の痒みや発熱，ふらつきなど，日毎に変わる身体症状の訴えに終始するものの，自ら診察を求めることはなく，医療スタッフとの接点は最小限のものにとどまった。

　そのような状態が 1 カ月ほど続いたため，本人の希望であった試験外泊を許可したところ，外泊中に次男と口論となり，落ち着かない様子で帰棟した。翌日には右臀部から右下肢への痛みを訴えるようになり，その翌日には痛みが持続したことで，状態が良くならないことへの不安や苛立ちを涙ながらに表出し，外来加療へ切り替えたいと希望するようになった。担当医が入院加療の必要性を繰り返し説明するも納得せず，それではと担当医が急性期治療病棟での集団療法として運営されている《退院準備ミーティング》への参加を持ちかけると，《退院準備ミーティング》という用語を《退院》という用語に直に結びつけた様子で，「良くもなってないのに私を放り出すのですか」と担当医へ攻撃性を露わにし，「私は良くなろうと思ってここに来たのに，何も変わっていない」と流涙した。その後もしばしば治療が進まないことへの不満，不安，苛立ちを表出しては退院を強く迫るやり取りが，A と担当医の間で繰り返されたが，担当医も粘り強く A の不安，焦りに寄り添った。

　そのようなやり取りを繰り返すなかで，徐々に「自分でもこんなこと言いたくない」「こんな面倒くさい患者でごめんなさい」と流涙するようになり，「関係性がいったん出来上がっても，次第に嫌われているのではないか，迷惑をかけているのではないかと心配になり，相手から関係性を切られる前に自分から関係を絶ってしまう。その繰り返し。これは治りますか」と述べるようになった。「何も変わっていない自分がいることへの焦り，不安が担当医への怒り，攻撃性として現れた」と解釈し，感情と対人関係のあり方につ

いて課題があるのではと考えた。それを A へ指摘し，心理教育テキスト『今を生きるヒント』を導入することを提案したところ，A は同意した。

(2)　プログラム実施

A は入院当初より話の要領を得ず，診察が長時間に及んでは，最終的には自分自身でも何を訴えたいのかわからなくなるといった傾向が顕著であった。そこでプログラム実施前に知的水準の評価を行ったところ，WAIS-IV の下位尺度である言語理解得点が 61 と低く，言葉でのやり取りが苦手であることが示唆された。担当医は，1 回の心理教育で行う範囲を A の負担を考慮した範囲で縮小し，共に音読をするかたちで進めた。また A へは積極的にメモを取るように提案し，その都度メモを共にながめながらまとめを行いつつ，1 回のプログラムを進めていった。

第 1 章では，プログラム全体の概要と，現在の状態を安定させることの重要性の説明を試みたが，担当医が第 1 章の文章を読み終わるやいなや，A は自身の症状を矢継ぎ早に訴え，「こんなことしていても治らない」と担当医への攻撃性と半ば投げやりな態度をとった。その 3 日後に 2 回目を行ったが，感情が先走る傾向を鑑み，その日は第 3 章にある呼吸法を行った。「逆にイライラしてくる」と訴え拒否を示したが，呼吸法を上手に利用するためには練習が必要であることを強調し，以降プログラムの始めに呼吸法を取り入れることとした。

3 回目以降は約束どおり，呼吸法から始めた。3 回目を過ぎたあたりより，プログラムの時間外に自室で取り組む姿が見られるようになった。3 回目，A は第 2 章を静かに音読し，言葉数は少なかったが，「感情の渦に巻き込まれる」という表現が自分によく当てはまると述べた。

4 回目は第 3 章，第 4 章に進んだ。メモを取るようになったことで話に少なからずまとまりが生じ，建設的な会話ができるようになっていた。この日，不安，恐怖，抑うつの説明，対処法についての内容であったが，A は事前にテキストに目を通しており，積極的な姿勢が垣間見えた。ヨガ，お風

呂，人と電話する，を不安に対する対処法として所在なさげにテキストに記入していたが，「だからって誰彼かまわず連絡を取る方法は良くないですよね。今の私がそう」と自ら取り下げた。対処法については，できる・できないに関係なく，多くの具体案を抽出することを宿題とした。

　5 回目には A，担当医それぞれが考えた対処法を持ち寄りノートに書き出した。それぞれの具体案に対し，〈○（効果あり），△（効果はあるが，自分や他人を傷つける恐れがある），×（自分や人を傷つけるし効果もない）〉に振り分ける作業を行っていくことにした。そして退院までに，今後使っていけそうな対処法を 3 つに絞る方針とした。

　6 回目には，第 5 章「怒り」について取り扱ったが，自分のなかにある感情に〈怒り〉というものがあるという認識が弱かったのか，淡々と進んだ。しかし，第 6 章では「怒りのエスカレート→相手や自分を攻撃する」が自分に最も当てはまるとし，今までの自分の言動と〈攻撃〉〈怒り〉という言葉が，自分のなかで合致したという趣旨を述べ，本人なりの気づきとなったようであった。

　7 回目，第 7 章のなかで「もうどうでもいいやとやけっぱちになってしまうとき」について，飲酒，人との関係を断ってしまう，を挙げた。しかしその翌々日，A は担当医を呼び出し，「不特定多数の男性と性的関係を持つことがやめられない」と相談した。「辛い状況を忘れさせてくれる唯一の時間」だと述べる一方で，「こんなことしたくない」と焦りを見せた。担当医が，対処法として別の方法に徐々に置き換えていけるとよいと伝えると，受け入れることができた。結論を急ぐ傾向のあった A にとって，その場での解決策を提示せずとも〈待つこと〉ができたことは大きな変化であると考えた。

　8 回目には，第 8 章，第 9 章へ進んだ。ここでは，自己否定的な認知や対人関係上の問題が生じることを説明しているが，A は〈家族のなかでの孤独感〉について語り始めた。思い浮かべるのは，子どもたちと食卓を囲む場面。楽しく食事をしていても，ふと我に返ると〈この場に私はいらないのではないか〉〈この空気を私が崩してしまうのではないか〉という考えが，子どもたちにすら湧き出てきて，食卓に座っていられないという。独りひっそ

りとキッチンへ向かい，独りで食事を掻き込む。それを話し終えた後，「でもこれって症状なんですね」と，どこか安心した表情だった。「いつかみんなで楽しく食卓を囲めるといいな」と語った。

(3) その後の経過

プログラム終了までに1カ月間を要したが，その間に，これまで言語化できなかった自身の困り感を表出することができるようになり，徐々に病棟生活のなかでも看護スタッフに相談できるようになっていった。不安，怒りなどの感情の揺れに対する対処法についても，試験外泊を繰り返すなかで試行錯誤を試み，最終的には，①気持ちを言葉に出す，②深呼吸を7回頑張る，③その場をいったん離れて頓服薬を飲む，にまとまった。退院後の不安についても現実的に語れるようになり，訪問看護や，子育て支援に携わる行政機関ともつながることができた。

退院後はZ病院外来に通院しているが，入院当初のように身体症状の羅列に終わる診察ではなく，実生活に根ざした困難さを相談することができている。ただひたすら身体愁訴を繰り返していたAに対し，心理教育テキストを用いたことで，医療者側も疾患理解を共に進めていこうとする態度を示すことができ，また本人の言語化が促されたことにより，本人の困り感に寄り添うことができるようになった。それを受け，Aの治療意欲が向上し，治療に積極的になったことは言うまでもない。また，精神療法に重きを置く診療形態が構築できたことは，薬物を必要最小限にとどめることができるようになった点でも，有意義な変化であったと考える。

(4) 事例解説

急性期治療病棟での入院治療において，精神科専攻医[*5]が主治医として

[*5] 精神科専門医取得を目指す立場の医師。

『今を生きるヒント』を用いた心理教育を行った仮想事例である。ここでは
あえてアセスメント過程を省略しているが，本事例は患者-治療者関係構築
に難渋しており，診断もパーソナリティ障害とするか，トラウマ関連の疾患
とするかで議論となる可能性がある。

　『今を生きるヒント』は，複雑性 PTSD より幅広い層を対象とすることで，
診断だけの議論にとどまることなく，現在抱えている問題を取り扱うことが
できるという点で，臨床場面での有用性が高いテキストであると考えてい
る。

3.　おわりに

　本章では，複雑性 PTSD に対する心理教育プログラムについて紹介した。
この領域は，PTSD と比較して診断に対する見解が一致していない状況であ
り，治療導入が最も困難な病態のひとつであると言える。1 人でも多くの治
療者に，複雑性 PTSD 治療が可能であるということを知ってもらい，心理
教育に取り組んでもらいたいと考えている。

【文献】

Frost, N. D., Laska, K. M., & Wampold, B. E.（2014）The evidence for present-centered therapy as a treatment for posttraumatic stress disorder. *Journal of Traumatic Stress*, **27**, 1-8.

大江美佐里（2016）ICD-11 分類における Complex PTSD 概念について．トラウマティック・ストレス，**14**，56-62.

大江美佐里・千葉比呂美（2019）STAIR-NT および関連治療技法が目指すもの．杉山登志郎編　発達性トラウマ障害のすべて．こころの科学増刊号，84-89.

Schnyder, U. & Cloitre, M.（2015）*Evidence based treatments for trauma-related psychological disorders: A practical guide for clinicians.* Springer.（前田正治・大江美佐理監訳〈2017〉トラウマ関連疾患心理療法ガイドブック――事例で見る多様性と共通性．誠信書房）

第 4 章

DV 被害者に対する心理教育

［森田展彰］

1. 概要

(1)　プログラム作成の背景

　本書ではさまざまなトラウマが取り上げられているが，そのなかで DV 被害というトラウマの特徴としては，長期反復的な曝露ということと，近しい関係で生じるものであることが挙げられる。

　長期的な反復的な曝露によるトラウマの症状は「複雑性 PTSD」と呼ばれ，単発性のトラウマよりも幅広い症状が生じ，人間関係に対する認知や関係性，意識，意識・注意など，長期的に継続する変化を生じる。

　さらに，近しい関係性で生じていることについてであるが，Freyd ら (2007) は，トラウマはそれを受ける際の文脈や関係性により，影響が変化することを指摘している。そして，本来は近しい関係性の人から受けるトラウマを，「背信的関係によるトラウマ（Betrayal Trauma：BT）」と呼んでいる。この BT では，被害者は関係のなかに取り込まれているために，解離や健忘などを伴いやすく，自分が被害を受けているという認識に欠けがちであるという（これは Betrayal blindness と表現される）。これらの特徴に加え，加害者が直接的に暴力を否認したり，自分の指示どおりにしないパート

ナーのせいで暴力や暴言を行った，などと責任を転嫁する場合が多いため，
被害者は自分を被害者だという認識自体が十分に持てず，強い自責にさいな
まれていることが多い。

　筆者ら（森田ら，2016）は，DV 被害者が自身の暴力被害をどのように認
識しているかについて調査をしたところ表 4-1 に示すような 3 群（軽度暴力
群，暴力巻き込まれ群，重度暴力群）に分けられ，特に暴力巻き込まれ群で
は，被害の程度は比較的高くても，自分が暴力を受けていることに否認し，
自分を責める傾向が強い一群があり，この群では相談をする場合でも家族・
友人にとどまり，支援機関にはほとんど行けていないということが確かめら
れた。

　Herman（1992）は PTSD の回復の展開を，第 1 段階「安全の確立」，第
2 段階「想起と服喪追悼」，第 3 段階「再結合」という 3 つに分けて示した
が，上述のように，DV 被害者にとって回復過程を始める第 1 段階の「安全
の確立」が非常に難しい。自分の被害を認識し，支援を求めて，加害者から
離れて，はじめてある程度安全な環境に手が届くといえる。しかし，その過
程を進めるために，暴力被害を受けていることや，それが自分の責任ではな
いこと，そこから抜け出す力や権利を自分が持っていることを，認識できる
ようになる支援が必要である。

　筆者は認知処理療法（Cognitive Processing Therapy：CPT）[1] というト
ラウマの認知行動療法に出会い，この治療がトラウマの出来事に対する自責
的な考えや，「安心，信頼，力とコントロール，価値，親密性」というテーマ
に関するバランスの悪い認知を修正することに焦点を当てる治療法であるこ
とを知って，DV 被害者の心理への支援に有用であると感じた。しかし一方
で，CPT を含む PTSD の心理療法は，それを行う前提条件として安全な状
況の確立を求めており，この条件をあいまいなままで進めると効果が出な
かったり，かえってトラウマ症状を悪化させることもあることが指摘されて

---

[1]　認知処理療法は PTSD の認知行動療法のひとつであり，トラウマ症状の回復を阻害
　するバランスの悪い認知を修正することにより，PTSD 症状の回復をはかるものであ
　る（Resick & Shnicke, 1996；伊藤ら，2012）。

表4-1　DV被害者の3群の特徴

群	受けている暴力	暴力否認傾向	暴力の許容度	暴力の責任に関する認識	相談	対応のポイント
軽度暴力群	心理的暴力や身体的暴力がときおり起きる。性的暴力や経済的暴力はほとんど目立たない。	中程度	中程度	暴力の回数や頻度が低いこともあり，被害者にも責任があると考えている。	していない場合が多い。	暴力の責任を被害者にもあると考えるなどの傾向があり，暴力に対する啓蒙をすることで，今後の深刻化の予防や，必要に応じた援助要求ができるようにする必要がある。
暴力巻き込まれ群	男性が支配する関係性のなかで，心理的な暴力に加え，身体的暴力や性的暴力，経済的暴力がエスカレートしている。	高い	高い	暴力が深刻なレベルに達しているにもかかわらず，暴力は被害者にも責任があるとする考えの者が多い。	家族・友人にのみしている。	加害者の考えに巻き込まれていたり，トラウマの影響などでバランスの悪い認知が援助希求行動を妨げている。ケースワークを急いで分離しようとすると，まだ葛藤が強いためにかえって援助から切れてしまう可能性がある。カウンセリングや心理療法が必要であると思われる。家族・友人への相談は比較的できており，そうした身近な人に援助機関につないでもらうことが，有効な可能性がある。
重度暴力群	高い頻度の暴力を受けている。性的暴力や経済的暴力も多い。	低い	低い	暴力は加害者の責任と考えており，その点についての混乱は少ないが，そこから逃れることへの恐怖や無力感がある。	他の群よりは援助機関にも相談しているが，高い割合とは言えない。	暴力の危険は切迫しており，離れたい気持ちは固まってきている。お金や生活の問題など，具体的な援助の提供を示し，具体的な援助計画の段取りを組んでいくケースワークが中心になる。

いる。

　筆者は精神科外来あるいは一時保護所で多くの DV 被害者に接している
が，CPT の示す内容を伝えたいと思いながらも，本格的に CPT を導入する
には状況が不安定である，というジレンマを感じることが多かった。特に日
本の DV 被害者の支援では，被害者が加害者と別れたいと考えたときに，分
離を助けるための情報提供や一時的な保護（一時保護所や母子生活支援セン
ターなど）を行うことに主眼があり，まだ別れる考えが固まらない時期での
働きかけは少ない。

　筆者としては，DV 被害者が PTSD の治療に本格的に取り組む時期だけで
はなく，同居から分離に取り掛かりはじめる時期にも CPT が示すトラウマ
性の認知から抜け出す視点を伝えたいと考え，そこで CPT をもとにした
DV 被害者への心理教育プログラムを作成しようと考えるに至った。そうし
て作成した心理教育プログラムが，『対人暴力サバイバーのためのトラウマ・
インフォームド・プログラム（Trauma-Informed Program for Survivors of
Interpersonal Violence：TIPSIV)』である。

(2)　プログラムの作成方針

　これは，DV（児童虐待も含む）被害者に，親しい関係性における暴力と
は何か，その暴力のもたらす影響を伝え，対人暴力によるトラウマに影響さ
れて生じた自分や相手に関するバランスの悪い認知から，少しずつ抜け出す
ことを助ける目的で作られたプログラムである。このプログラムの作成の方
針は，以下の3つである。

　　① DV や児童虐待の被害者に，自分が被害を受けていること，暴力の責
　　　任は自分にはないことをしっかり伝える。
　　② トラウマによる否定的な認知の修正を支援する。トラウマ性の認知
　　　を扱うことは，持続エクスポージャー療法（Prolonged Exposure
　　　Therapy：PE）や EMDR などの代表的なトラウマの認知行動療法

でも行えるが，トラウマ記憶を安全な状況で語るというエクスポージャーの操作を行うことは，DV 事例の場合にはその前提となる安全な状況の確保が難しい。そこで，エクスポージャーを行わないことも選択できる，認知の修正を中心とした認知処理療法をもとにした。

③ 被害者は生育期から逆境的な状況にいる場合も多く，学校から早期にドロップアウトしていて，理解力に制限がある場合もある。そこで，説明をわかりやすく示すために漫画を用いることにした。特に，説明の難しい認知の修正を取り上げるときに，漫画では考えていることを「ふきだし」として表現できることや，その修正については認知を思い浮かべている人へのアドバイス，というかたちで示すことができると考えた。本プログラムの漫画は，水野真里菜氏に描いていただいたものである。

(3) プログラムの内容

これらの方針をもとに作成した TIPSIV の概要を，表 4-2 に示す。このプログラムの例として，第 2 回と第 3 回の内容の一部を以下に紹介する。

第 2 回は，暴力に関する認識の歪みとその修正を，漫画の仮想事例を通じて説明する。DV 被害の仮想事例「高子さん」は，同じ会社の同僚と幸せな結婚をしたが（図 4-1），夫はいろいろと自分のルールを押し付けてくるようになり（図 4-2），それがうまくいかないと怒り出すことが増えていた（図 4-3）。暴力をした後は，夫は謝るが，また繰り返してしまう（図 4-4）。そんなある日，トイレを失敗してしまった息子に，「何でおれの言うとおりできないんだと！」とキレて叱りつけ，体罰を加えた。こうした状況のなかで被害者の高子さんは，「暴力の責任が自分にある」という考えに悩むが（図 4-5），結局は母子で家を出るというストーリーになっている。

プログラムとしては，この登場人物に対してアドバイスをするというかたちで，その考え方の修正を行うことに挑戦してもらう（図 4-6）。さらにそれをもとに，自分自身の考え方の修正に取り組んでもらう（図 4-7）。こう

表 4-2　TIPSIV の概要

各回のテーマ	主な内容
第 1 回 トラウマの症状について知り，回復への計画を考えよう！	●トラウマやそれに伴う症状を理解する。 （例：トラウマ症状は誰にでも起きる反応で，頭がおかしくなったということではありません） ●トラウマの回復に必要なことのひとつとして，トラウマ症状を理解する。出たときに自分を落ち着かせる方法（グラウンディング）を学ぶ。
第 2 回 暴力の原因についての自責的な考え方を変えよう！	●DV 事例では，長年のトラウマにより考え方の歪みが生じ，被害者が自分を責めてしまう傾向にあること，その自責的な考え方が訂正されないと，トラウマや PTSD からの回復が遅れるなど，さまざまな悪影響があることを示す。 ●漫画を用いた架空の事例で，DV 被害者が暴力の責任を自分にあると思いがちなところを取り上げ，それを変えるうえで考え方の修正をどのようにするかを示す。
第 3 回 安全・信頼に関するバランスの悪い考え方を変えよう！	●トラウマを経験すると，その人の考え方のうち，安全，信頼，力・コントロール，価値，親密性などの領域に影響を与えることを示す。 ●「安全」「信頼」という 2 つのテーマに関して，DV を受けた場合にどのようなバランスの悪い認知が生じるかを漫画の架空事例で示し，またそれをどのように修正できるかも提案する。 ●被害者自身の「安全」「信頼」の 2 つのテーマに関する考え方についても検討して，バランスの悪さがあれば，その修正に取り組んでもらう。
第 4 回 力とコントロール，価値に関するバランスの悪い考え方を修正しよう！	●「力とコントロール」や「価値」に関して，トラウマの影響を受けた考え方とその修正について示す。 ●漫画のモデル事例で示した後で，被害者自身の「力とコントロール」「価値」の 2 つのテーマに関する考え方についても検討して，バランスの悪さがあれば，その修正に取り組んでもらう。

した考え直しをするうえでのヒントを，表 4-3 に示した。つまり，被害者がどうして自責的考えになるかという理由を，「単純すぎる善悪の考えに縛られる」「『後付け』による後悔をしてしまうから」「加害者の暴力を肯定する考え方に巻き込まれるから」という 3 つの面からまとめ，被害者が自責的考えから抜け出す視点を示している。

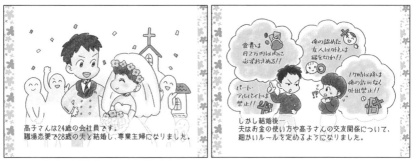

図 4-1　主人公の結婚

図 4-2　夫の細かいルールの要求

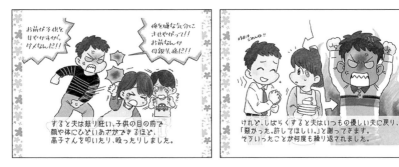

図 4-3　ルールを破られたことを理由に
　　　　暴力を行う夫

図 4-4　暴力後は謝罪をするが……

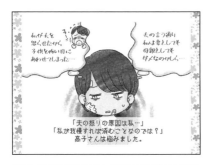

図 4-5 被害者の暴力に関する自責的認知

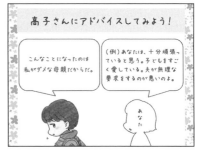

図 4-6　漫画の登場人物へのアドバイスと
　　　　して行う「暴力に関する認知」の修正

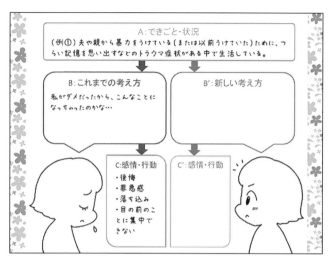

図 4-7　自分自身の考え方の修正

表 4-3　被害者が持ちがちな暴力に関する自責的考えとその修正

	被害者が持ちがちな暴力に 関する自責的考え	被害者へのアドバイス （修正した考え）
単純すぎる善悪の考えに縛られる	「良いことをした人には良いことが，悪いことをした人には悪いことが起こる」という『単純すぎる善悪の考え』をもとにして，「こんなに悪いことが起きたということは，自分に落ち度があったのではないか」と考えてしまう。	良いことをしている人にも悪いことは起こるし，悪いことをしている人にも良いことが起こることもあります。あなたが悪いと決めつけず，あなたなりに頑張ってきたことを大事にしてください。
「後付け」による後悔をしてしまうから	「あのとき○○しておけば（しなければ），暴力は起こらなかった」と考えて，過去の自分を責めてしまう。	多くの場合，暴言・暴力を行った側の気分や考えの押し付けで起こったできごとです。事前に対処できないことが多いです。神様じゃあるまいし，未来なんてわかりません。自分を責めすぎないで。
加害者の暴力を肯定する考え方に巻き込まれるから	加害者の「お前が怒らせるから」「これはしつけであり虐待ではない」などの言い訳を信じ，被害者が「自分が悪かった」と思ってしまう。社会に存在する「男尊女卑」「子どもは親の言うことを聞くべき」という偏った考えにとらわれている。	女性も男性も子どもも，すべての人は自分を大事にする権利を持っています。暴力・暴言によって相手の心身が傷ついた時点で，そういった権利を侵害していることになります。夫婦・親子に関係なく，相手への暴力・暴言は許されません。

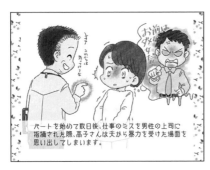 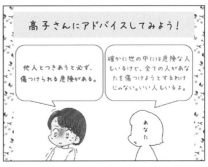

図4-8 安全に関するバランスの悪い
認知が影響する場面

図4-9 安全に関するバランスの悪い認知
に対する修正

　第3回では，安全・信頼というテーマに関して，被害者の持ちがちな認知の歪みとその修正を示した。漫画では，DV被害者の高子さんがパートで働き始めたときに，勤めたお店の男性に注意された際，（男性の態度は実際には比較的穏やかであったのに）脅されているように考えてしまう場面を示している（図4-8）。これは，DV被害により生じた，「男性は危険だ」という考え方があるためである。第2回と同じように，この登場人物にどのようなアドバイスができるかというかたちで，考え方の修正（例：「すべての男性が危ないというわけではない」）に取り組んでもらう（図4-9）。そして，そのうえで，今度はこのプログラムを使う被害者自身に，安心に関する認知の歪みはないかを検討してもらい，その修正に取り組んでもらう内容となっている。

　第4回は，力とコントロール，価値というテーマで，考え方のトラウマ性の変化とその修正について，第3回とほぼ同様の構造で取り上げる内容となっている。

2.　仮想事例

(1)　事例紹介

　中田春美さん（主婦 45 歳）は，頭痛と食欲不振，不眠，月経不順で，内科と産婦人科を受診し検査を受けたが，明確な異常が見つからず，精神的な問題からきている可能性を指摘され，精神科に紹介されてきた。精神科の加藤医師が春美さんに問診を行ったところ，不安が強く，ちょっとした物音にもびくっとしてしまうという。また，悪夢により途中で目が覚めることが頻回にあり，日中も「心配ごとをぐるぐる考えてしまい，何も手につかない」と述べる。こうした症状が続くなかで自尊心が低下して，「自分はだめな人間で生きている価値がない」と考えたり，他人，特に男性との接触が怖いと感じるようになり，外出は最低限にとどめているという。

　春美さんは，夫の中田祐二さん（会社員 48 歳），一人息子の中田武さん（中学生，15 歳），義母の中田恵子さん（69 歳）と同居しているが，家事が十分できないと，夫や義母から「もっとしっかりするように」と叱られてばかりであると述べる。診察に来た春美さんに加藤医師が話をうかがうと，以下のような発言が見られた。

　　中田さん：自分は主婦としてだめなんです。夫からも「家事もろくにできないのか！」って，叱られてばかりです。たとえば，家計のことでも抜けているところがあって，結局は夫からダメだしされてしまい，いつもびくびくして，よけいに失敗してしまうんです。
　　加藤医師：ご主人はかなり厳しい方なんですね。家事や細かいことにも口を出しますか？
　　中田さん：主人はとても几帳面で，完璧主義なところがあります。でも家

の外では，とても愛想がよいと聞きますが，家ではいつも不機嫌で，ちょっとしたことで激怒して，私に長くお説教することが多いです。私が悪いのですが……。

加藤医師：長いって，どれくらいの時間ですか？

中田さん：長いときは，一晩中朝まで正座させられて，叱られたことがあります。3，4時間はいつもです。

加藤医師：それは長いですね。そんなに長く言われると疲れてしまいますし，追い詰められた気持ちになりそうですね。

中田さん：少しでも言い返すと，すごく不機嫌になります。

加藤医師：ときには，怒鳴ったり，叩くなどのこともありますか？

中田さん：……ここで話したことは伝わらないでしょうか？

　以上のようなやり取りで始まり，毎日のように叱責され，ときには殴られることもあり，肋骨骨折で治療を行うこともあったことがわかってきた。そこで加藤医師は，「そうした状況はDV，家庭内暴力と言える状況のようにも思えます」と伝えたが，春美さんは，「叩かれるようなことは，いつもではありません。普段は口だけですし，暴力も私が怒らせてしまうからだと言われます」と話し，明確にDVかどうかは確信が持てないようであった。加藤医師が春美さんに症状を聞くと，ときどき動悸や頭痛があること，そうした症状があるのは「夫の怒っている顔が怖くて，そのときの記憶がいつも急に浮かんできて，動悸がする」と言う。

加藤医師：それは少なくとも心理的，あるいは言語的な暴力が起きていると思います。その怖いイメージが急に思い出されることは，どれくらい続いていますか？

中田さん：もうずっとですが，特に夫の怖い顔の記憶が急に思い出されるようになったのは，ここ1年にひどいですね。道を歩いても，背格好の似た男性を見ると急に思い出して，怖くなって，動けなくなります。できるだけ，男性には近づかないようにしています。先生，私おかしく

　なっちゃったのでしょうか？　どうしたらいいですか？

　加藤医師は，PTSD 症状のスクリーニング尺度である，改訂出来事インパクト尺度（IES-R）や，うつ症状に関するベック抑うつ質問票（BDI）などの質問紙を行い，PTSD と軽度のうつがあることが示唆された。さらに診断面接を行い，PTSD，小うつ病エピソード，身体症状症という DSM-5 の基準を満たすことを確認し，中田さんに DV やそのダメージのからの回復について伝える TIPSIV を行うことを申し出た。

(2)　プログラム実施

　TIPSIV 第1回の資料を渡して，PTSD の症状について伝え，「自分がおかしくなったのではなく，『家庭内暴力』という異常な状況への正常な反応」であることを伝えた。中田さんは自分の症状が PTSD であることはある程度理解したが，DV については自分にも責任を感じている様子であった。
　そのうえで，あらためて，「高子さん」という漫画の主人公の夫が DV を行っていた第2回の漫画を見てもらう。「高子さん」が夫と結婚した後に，夫の一方的な規則に縛られ，それに違反すると激怒されるという場面（図4-1～4-4）を見て，中田さんは同じようなことが自分の夫でもあると述べた。漫画の男性のように，優しい様子のときでも，一方的に怒りだして暴言やときに物を投げるなどをするという。そして，そうした態度をとった後には謝ってくることもあったが，また同じことが繰り返されてきたともいう。夫は，中田さんが自分の決めた規則に違反した行動をするので暴力を行っている，といつも言うとのことであった。
　さらに「高子さん」が暴力に関して自分を責めている場面（図4-5）を示し，被害者のほうが自分を責める考えになりやすいこと，しかし，そう考えるのは加害者の考えに巻き込まれていることを説明した（表4-3）。そのうえで，図4-6 を示して，自責的な漫画の主人公にどのようなアドバイスをしたいかを尋ねた。中田さんは，「そうですね。夫に反対すれば怒るのはわか

りますが，思いどおりいかないからと暴力をふるうのは良くないですよね。暴力をふるわないで話し合ってもいいので」と述べた。こうした話し合いのなかで，自分が被害を受けていると明確に考えるようになり，女性センターに相談に行くことができた。

中田さんは被害相談をする一方で，家を出る勇気までは持てないできた。そうした経緯のなかで，第3回プログラムを進めて，暴力が「安全・信頼」などの考え方に影響を与えることを示した。暴力を受けるうちに男性や人間関係が怖く感じるようになったことはありますか，と尋ねると，「外で背格好の似ている男性を見かけると『夫かも』と怖くなる」と述べた。漫画を読んでもらい，その主人公が働き始めた職場で男性の上司にミスを指摘され，過度に恐怖を感じてしまった場面（図4-8）を示し，こうしたことはあるかを聞くと，「少しあるかも」と答える。そして自分も子どもも，もっと安心できる生活を持ちたいという気持ちが高まっていることを述べた。特に，プログラムのなかでは子どもが殴られたことを契機に家を出ていることを引き合いに出し，自分も子どものために家を出る機会をうかがっていると語った。

第4回のプログラムでは，「力・コントロール」や「価値」というテーマに関する考え方が，否定的になっていることを伝えた。しかし，中田さんは「プログラムの内容について一応はわかるが，ついつい『自分はダメだ』と考えてしまう」と述べた。そうは言っても通院はできているし，女性センターにも相談に行けるようになったことを取り上げると，確かに前よりはできているとは認めた。

(3) その後の経過

いったんプログラムを終えてから，しばらくは同居のままで半年過ぎたが，妻子を叩く大きな事件が生じて警察が介入したことをきっかけに，一時保護所で保護され，その2カ月後にまた来院された。別居して何とかやっているという。再度プログラムのおさらいをしていったが，パートで少し働き始めるなどの様子も見られるようになった。

（4）　事例解説

　以上，この事例では，PTSD の改善というよりも，家から出る行動の支援にプログラムが役立ったと言える。今後は本格的に導入したいと考えている。

3.　おわりに

　以上，本章では，認知処理療法（CPT）をもとにした DV 被害者に対するトラウマの心理教育プログラムを紹介した。DV 被害者は，トラウマ症状やトラウマ性の認知への治療を必要とする群でありながら，暴力状況から抜け出すことが難しく，本格的なトラウマ治療ができないというジレンマが生じがちである。しかし，DV 被害者のトラウマに特化した心理教育を行うことで，このジレンマを抜け出す橋渡しをすることができると考えた。内容の中心は，トラウマ性の認知の修正であるが，やや理解が難しい面があり，漫画を使うなどの工夫を行った。DV 被害者への心理的ケアが多くの場所でできるようになるために，今回のプログラムが役立つこと祈っている。

　なお，この心理教育は HP にもあげており，興味のある方はご覧いただきたい[2]。今後，さらに本プログラムを発展させ，「第 5 回：親密性に関するバランスの悪い考え方を修正する」「第 6 回：子育てにおける自分や子どもに対するバランスの悪い考え方を修正する」を付け加えていく予定である。

---

[2]　DV 被害者の心理的回復を助ける心理教育テキストとして，https://kosotai.com/kosodate/rescue/rs004/9.html または，http://seishinshobo.co.jp/book/b592375.html より，PowerPoint 資料（©こそだてタイヘン.com）がダウンロードできる。

【文献】

Freyd, J. J., DePrince, A. P., & Gleaves, D. (2007) The state of betrayal trauma theory: Reply to McNally（2007）—Conceptual issues and future directions. *Memory*, **15**, 295-311.

Herman J. L.（1992）*Trauma and recovery*. Basic Books.（中井久夫訳〈1999〉心的外傷と回復〈増補版〉. みすず書房）

伊藤正哉・樫村正美・堀越勝（2012）こころを癒すノート——トラウマの認知処理療法自習帳. 創元社

森田展彰・片柳せつ子・大谷保和（2016）ドメスティック・バイオレンスの被害者のタイプ分類. アディクションと家族, **31**(2), 129-140.

Resick, P. A. & Shnicke, M. K.（1996）*Cognitive processing therapy: A treatment manual.* Sage Publication.

第 **5** 章

トラウマ焦点化治療導入に際しての心理教育

［片柳章子・大江美佐里］

1. 概要

(1) プログラム作成の経緯，プログラムの対象

　本章は他の章と少し趣を異にしている。というのも，「トラウマ焦点化治療」というしっかりした土台の"中"で行われる心理教育ではなく，トラウマ焦点化治療が行われる前，導入（あるいは勧誘？）の間に行われる心理教育のことを指すからである。これはいったいどういうことか，と思う読者がいても不思議ではない。

　トラウマ体験に焦点を当てる治療のうち，認知処理療法（Cognitive Processing Therapy：CPT），認知療法（Cognitive Therapy：CT），眼球運動による脱感作と再処理法（Eye Movement Desensitization and Reprocessing：EMDR），トラウマ焦点化個人認知行動療法（Trauma-Focused Cognitive Behavioral Therapy：TF-CBT），持続エクスポージャー療法（Prolonged Exposure Therapy：PE）は，国際トラウマティック・ストレス学会の治療ガイドラインのなかで「強い推奨」とされており，エビデンスの蓄積された治療法であることは間違いない。しかしながら，こうした治療の実施にあたって，その治療法の内容が的確に示されることは少なく，患

者・クライエントが過度に期待を抱く，あるいは実施に不安を抱く，といったことが起きがちである。

　しかも，こうした治療法開発の多くが英語でなされているために，翻訳されると意味が通じにくくなる専門用語（英語のままでも意味が通じにくいものはきっとあると思うのだが）がいくつかある。本章で紹介する認知処理療法（リーシックら，2019）を例に挙げると，「公正世界の信念」「スタックポイント」「同化」「過剰調節」などがそれにあたる。開発者が名づけた用語を，後から使いにくいと気軽に変更することはさまざまな点から難しく（逆に，開発者自身が言い換えたり変更したりするぶんには，問題が少なそうである），こうした専門用語の難解さを感じさせずに治療の概要を説明することが課題となる。

　2019年春，筆者（大江）の所属する久留米大学の内部の研究会で，上記のような専門用語についてどう取り扱うのがよいか話し合ってみた。すると，「スタックポイント（Stuck Points：SP)」は「泥沼」という単語がフィットする（あくまで連想ゲームのようなメタファーとして。なお，心理療法におけるメタファーについてはバーカー〈1996〉を参照）という話が出た。泥沼という単語について少し考えるうちに，「池にはまるどんぐり」の構図が浮かんだ。そこで，どんぐりを主人公にして，簡単なマンガで認知処理療法を表現してはどうか，というアイデアに結実した。認知処理療法では，「ソクラテス的会話」が重視されることから，「ソクラテス」という名前のドジョウを登場させて，どんぐりとソクラテスが会話するというスタイルを採用した[*1]。

　作成したマンガは，『認知処理療法応援マンガ』と名づけた。マンガそのものが認知処理療法のプログラムを直接的に示すとは限らないことから，間接的に認知処理療法の実践を支援するという姿勢を示すべく，「応援」という言葉を使うことにした。『認知処理療法応援マンガ』はA4判の用紙1枚であるため，簡便であり，認知処理療法を行おうとする場合に気軽に用いる

＊1　完成したマンガは，http://www.seishinshobo.co.jp/book/b592375.html よりPDFのダウンロードが可能。

ことができる。

　本章の仮想事例は，『認知処理療法応援マンガ』を利用した事例とするが，それだけでは内容が乏しいので，本体である認知処理療法等についてもまとめて紹介し，全体として治療の雰囲気を味わっていただくことにした。

(2)　認知処理療法とは

　認知処理療法（CPT）は，リーシック博士らにより開発された心的外傷後ストレス障害（PTSD）に対する認知再構成を中心的な介入とする認知行動療法である。週 1 回，50〜60 分のセッションを 12 回実施する。CPT の流れは，図 5-1 に記した。

　セラピーでは，外傷体験に関して回復を滞らせている認知，すなわちスタックポイントを同定し，ほどよい考え方に調整していく。導入期では，PTSD の構造や CPT の治療原理について心理教育を行い，外傷体験が自分の人生にどう影響したかについて筆記する宿題を課す（出来事の意味筆記）。次に，出来事（Activating event）に伴って生じる思考（Belief）と感情（Consequence）のつながりを理解する助けとなる「ABC 用紙」を使って，クラ

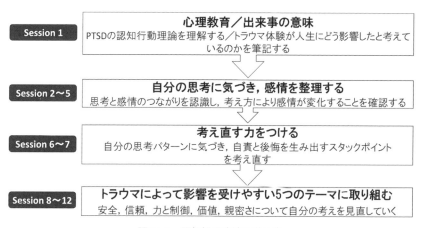

図 5-1　認知処理療法の進め方

イエントが第三者的に自身の思考や感情を区別して客観視する力をつけていく。さらに，"考え直す力"を身につけるために，「考え直し用紙」と「思考パターン用紙」を導入し，外傷体験に関する過去の認知，特に自責感や罪悪感を生み出すスタックポイントに焦点を当て，認知再構成に取り組む。

　セラピーの後半では，現在や将来に関しての極端な認知について考え直し，外傷体験の後，影響を受けたと考えられる5つのテーマ（安全，信頼，力と制御，価値，親密さ）について認知再構成を行う。さらに，褒めたり感謝したりといった，温かい言葉を与え・受けるコンプリメントの課題と，自分が嬉しく楽しく感じる活動に取り組む課題が出される。最終セッションでは，新たに記述した「出来事の意味筆記」を読み上げ，以前の筆記との違いや考え方の変化に気づき，セラピーの成果や今後の課題を確認し，学んだスキルの継続を促す。

　しかし，CPTを行うにはスーパービジョンを受けることが推奨されているため，すぐに実施できるものではない。一方，『認知処理療法応援マンガ』は即実行可能である。外傷的な出来事を体験したクライエントのなかには，心理教育のみで回復する人も少なくない。『認知処理療法応援マンガ』は，CPTのセッション1で行う心理教育を，わかりやすく簡潔に説明した資料である。次項では，『認知処理療法応援マンガ』を用いて心理教育を行った性被害の事例について紹介する。

2. 仮想事例

(1) 事例紹介

　事例：20代前半の会社員女性（以下，D）
　被害内容：会社から帰宅途中，自宅近くの路上で見知らぬ男性からの強制
　　わいせつ被害に遭った。

主訴：めまい，吐き気，動悸，息苦しさが頻繁にある。仕事中でも事件の
　　ことを突然思い出し，怖くなり仕事が続けられなくなる。
診断：PTSD と診断された。
家族構成：父（会社員），母（パート），妹（高校生），本人の４人家族で
　　ある。
受診に至るまでの経緯：同胞２名中，第１子として出生した。生育歴で特
　　記すべき点はなく，既往歴もなく，小学，中学，高校と公立学校へ通い，
　　成績は中の上で，友人も多く，中学，高校と部活に励んでいた。地元の
　　私立大学へ進学し，経済を学び，X-2年4月，金融会社に就職した。

　X年7月，帰宅途中に自宅近くの路上で背後から襲われ，ナイフを突きつ
けられた状態で強制わいせつ被害に遭った。被害後，自宅に帰ったＤは，
襲われた際に転倒し手足に怪我を負い，茫然自失の状態にあり，両親は事態
を察知した。Ｄは両親に号泣しながら事情を説明，両親は警察に通報した。
その後，加害者は別件で逮捕され，複数の性犯罪で起訴された後，実刑判決
が下った。
　Ｄは事件後も休まずに通勤していたが，X年8月末頃より勤務中にもフ
ラッシュバックが頻回になり，仕事に支障が出てきたことから，X年9月に
Ｅ病院を受診した。診察には毎回，家族か交際相手，友人が付き添い，周囲
からの支援の手厚さがうかがえた。数回の診察と服薬により，PTSD の再体
験症状，回避症状，過覚醒症状は少しずつ軽減してきたが，いまだ自責感が
強く，認知と気分の陰性の変化が顕著なことから，主治医よりカウンセリン
グの依頼があり，『認知処理療法応援マンガ』を用いて心理教育を実施する
方針とした。

(2)　『認知処理療法応援マンガ』による心理教育実施

　心理教育を始める前に，Ｄに外傷的な出来事がなぜ起こったと考えている
のか，自分にどのような影響を与えたと考えているのかを尋ねると，Ｄは次

のように語った。以下，Dの言葉は「　」，セラピストの言葉は〈　〉で表記している。

「性被害に遭ったのは，どこかで自分が油断していたせいだからだと思います。私は，身なりももともと派手なほうではないし，大丈夫だと思っていましたが，世の中は私が思っていた以上に危険でした。大きな声を出して逃げられるかと思ったけど，それもできませんでした。あのとき，車が通らなければ，私はレイプされていたかもしれない，殺されていたかもしれないと思うと，怖くてたまりません。仕事中でも，襲われたときのことが突然頭に浮かんできて，怖くて泣き出してしまい，職場の人からもきっと変な人だと思われています。

受診して，最近は少しずつ，急に思い出して泣き出したり，動けなくなることはなくなってきましたが，なんであの日，あの道を通ったんだろう，きっと自分に何かスキがあったに違いない，ということばかり考えてしまいます。少し短いスカートをはいていたせいかもしれません。被害に遭ったのは自分の不注意のせいです。事件以降，自分で判断することが怖くなりました。声を出すことも逃げることもできないなんて，自分のことを信用できません。

私は辛くてもなんとかなっていますが，妹に同じことが起きたら，きっと大変なことが起きてしまうと思います。家に帰ったら鍵をすぐに閉めるようにしています。家の中はホッとできます。18時以降は一人で外出しないようにしていて，妹にもそう言っていますが，妹がたまに遅くに帰ってきたとき，私は妹を必要以上に怒ってしまって，妹にも嫌がられています。何が起こるかわからないから，常に警戒しておかなくてはいけないと思っています。

職場で具合が悪くなったときは，休憩室で休ませてもらったり，早退させてもらったりしています。男性の上司に声をかけられただけで，急に怖くなって涙が止まらなくなったこともありました。上司や同僚に心配をかけてばかりいます。

付き合っている人はいますが，事件後から，彼のことも男だから加害者と

同じではないかと思ってしまいます。きっと彼も，こんな自分を嫌っている
に違いないと思います。男性のことが信じられなくて，ちょっと話しかけら
れるだけで，何かたくらんでいるのではないかと思います。家族や彼氏，友
人は，私の状況をわかってくれてはいますが，迷惑をかけてばかりで申し訳
なくて，こんな自分はいなくなったほうがいいのではと思う日もあります」。

　診察と薬物療法により，少しずつ再体験症状は軽減しているが，自責感や
極端な思い込みなどの認知の偏りが顕著であることを踏まえて，Ｄのスタッ
クポイント，「泥沼」をあぶり出す作業を一緒に行い（図5-2参照），その
後，心理教育を実施した。

　セラピストは『認知処理療法応援マンガ』をＤと一緒に読んでいった。Ｄ
は「まさに“泥沼”という感じです。就職して2年目で仕事も慣れてきて，
上司にも認められるようになって，これからというときに泥沼にはまって抜
け出せなくなった。職場の人からも面倒臭い人と思われているに違いないで
す。きっと家族や彼氏，友人も，触られただけでレイプ被害でもないのに，
いつまで引きずっているんだってうんざりしていると思います。でも，怖く
て苦しくて，どうしていいかわかりません（流涙）」。セラピストはＤの恐
怖と苦しみに共感しながら，『認知処理療法応援マンガ』の中に出てくるど

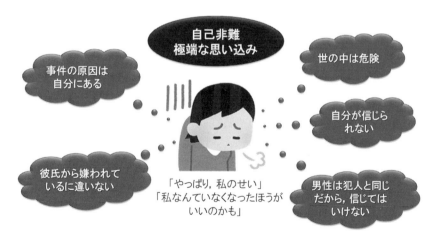

図 5-2　心理教育前の認知

んぐりを自分に，クマを加害者に置き換えて，ドジョウのソクラテスの言っていることをもう一度おさらいしてみることを提案した。

〈加害者は，Dさん以外にも複数の女性に性暴力を犯してきた人。被害に遭ったDさんも，他の女性も，努力で防げる？〉「いいえ。でも大きな声を出したり，逃げられたんじゃないかなって思う」〈突然，背後から襲われて突き飛ばされて？〉「恐怖で声は出なかった」〈そうですよね。私たちはとても怖い出来事に遭うと，たとえば，このマンガのように突然目の前にクマが現れたら，どうでしょう？〉「怖くて声も出ないし，固まって逃げることはできないかも」〈そうですね。Dさんに起こったことも同じではないですか？〉「そうかもしれません」〈もし，クマが遠くにいたら？〉「逃げます」〈もし相手がクマではなくて，リスが威嚇してきたら？〉「あっち行け！ と手や足で追い払います」。

セラピストは，危険を感じたときのたたかう（闘争：Fight）・にげる（逃走：Flight）・かたまる（凍結：Freeze）の3パターンの反応について説明した（図5-3参照）。「そっか。私は怖すぎて，闘うなんてできないし，逃げることもできず，固まってしまった」〈そうですね。私たちは危険を察知したとき，脳で意識しないうちに，瞬間的に身体が身を守るための反応をする

危険な状況への身体の反応

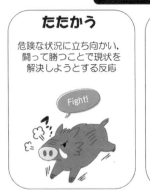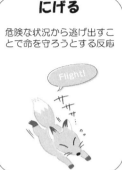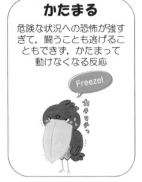

図5-3 たたかう・にげる・かたまる反応

ようにプログラムされています。今回，Dさんは背後から加害者に襲われ，相手がどんな人か，何を持っているかもわからない状況でした。そして，加害者はナイフを持っていました。Dさんが逃げようとしたり，抵抗したら，どうなるでしょう？〉「刺されていたかもしれません……だからすごく怖かった。殺されると思った（流涙）。私は何もできていないと自分を責めていましたが，実際は固まるということで身を守っていたのですね。事件に遭って自分のことも信じられなくなっていたけど，その場でできることをしていたんだということがわかり，少しホッとしました」と語った。そして，『認知処理療法応援マンガ』の最後の2コマをDに読んでもらい，感想を語ってもらった。

「確かにドジョウのソクラテスが言うように，未来がダメかどうかは，将来のことなのでわからない。こうやって考えると，そうだなって思うけど，気がついたら先ほど書いた泥沼の考えになってしまう」と語った。そこで，セラピストはDに，人は予想できないようなショックな出来事に直面すると，考えを変容させることで，その出来事を整理しようとすることを伝えた。たとえば，それまでの生活で"世の中は平和で，良い人ばかり"と思っていて，外傷的な出来事に遭遇した場合，以前の考えに合うように出来事の解釈を変えると，"私が良くない人間だから，悪いことが起こった"と考え，以前から持っていた考えを極端に変えると，"世の中は危険だ。誰も信じられない"と考えるようになる。また，幼少期から親に虐待を受け続けていたことで，もともと"人は信じられない"というネガティブな考えを持っていた場合，出来事によってその考えは強化され，今まで以上に強く信じるようになる。トラウマを克服するには，外傷体験を回避せず，自分の身に起きた事実と向き合い，自分の思考と事実を区別し，回復を行き詰まらせる思考に気づき，自らが現実的な思考に調整していく作業が必要であることを説明した。

　そして，図5-2でDが挙げたDを苦しめる思考，つまり"泥沼"について，事実と照らし合わせて，現実的な思考に調整していく作業を行った（図5-4参照）。「最初に書いたもの（図5-2）を見ると，とても偏っていて極端

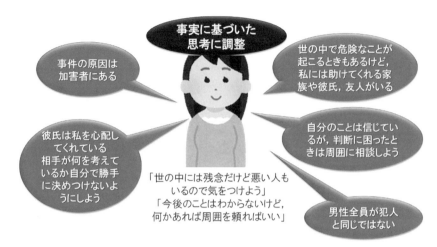

図5-4　心理教育後の認知

な考えだなと思う。でも，事件に遭ってから，"世の中は危険"で"男性は
絶対信じてはいけない"と思うようになった。それから，襲われたときに少
し短いスカートを着ていたし，大声を出して逃げなかったので，"事件の原
因は自分にある"と考えて，自分を責めて辛くなっていた。現実を見ると，
男性から襲われたのは今回が初めてで，彼氏は男性だけど私を助けてくれて
いるし，そもそも罪を犯したのは加害者なのに，そのことを見ずに自分の頭
の中の考えだけにとらわれていたことがわかりました。だけど，世の中には
悪い人がいることも事実なので，気をつけながら慎重に行動することも大事
だと思う。でも，今回のように気をつけていても被害に遭うこともある。自
然災害など，どんなに頑張っても防ぎようのないことだってある。そのとき
は，自分の信頼できる人に助けを求めればいいと思えるようになった」と
語った。トラウマに関する特定の認知もほどよく考え，調整できるようにな
り，『認知処理療法応援マンガ』を用いた心理教育を終了した。

（3）　その後の経過

　D は心理教育実施後も，頻繁に自分を苦しめる"泥沼"の思考が出てきたが，セラピストと一緒に，D の"泥沼"の思考に取り組み，"泥沼"が事実に基づいた考えであるかを確認していった。1 カ月半後，D はセラピストの力を借りずに，自身の回復を行き詰まらせる"泥沼"に気づき，「この考えって事実に基づいた考えなの？」と自分に問いかけ，思考と事実を区別し，自ら現実的な思考に調整することが可能となり，カウンセリングを終了した。

　PTSD のための服薬も不要となり，めまい，吐き気，動悸，息苦しさなどの自律神経症状も改善し，初診から 4 カ月後の X 年 12 月に終診となった。

（4）　事例解説

　本事例は既往歴もなく，元来の健康度の高さや，周囲が D の状態を理解し，サポートしてくれる環境であったことも功を奏し，短期間で症状回復に至ったものと考えられる。また，PTSD のクライエントは，出来事を想起した際の感情に圧倒されることを恐れ，出来事に関係する人や場所，ものを避けたり，感情を無意識に麻痺させる傾向がある。しかし，本事例においては，事件後，職場の上司や同僚に支えられながら通勤しており，事件に遭った道路も暗い時間帯以外は通ることが可能であった。また，怖さや苦しさがこみ上げてきたときには，その気持ちを家族や交際相手，友人に吐露していた。

　外傷的な出来事を体験すると，多くの人が PTSD 症状を呈するが，全員が PTSD と診断されるわけではない。本事例は受診後，PTSD と診断されたが，数回の診察で PTSD 症状は少しずつ軽減していった。しかし，認知と気分の陰性の変化は改善せず，自己非難や物事を極端にとらえる傾向にあった。CPT は認知行動療法であるため，本事例のように外傷体験によっ

て認知の偏りが生じたクライエントには有効である。

　また，本事例のように単回性トラウマで，重篤な PTSD でない場合は，『認知処理療法応援マンガ』を用いた心理教育とクライエントのスタックポイント，つまり"泥沼"への認知再構成を行うことで，PTSD 症状の改善は可能である。しかし，反復性トラウマであったり，単回性トラウマであっても PTSD 症状が顕著なクライエントの場合は，『認知処理療法応援マンガ』で説明した後，もう少し時間をかけて筆記による曝露や認知再構成を行うほうが安全なため，CPT のセラピーに移行してもらうことを推奨する。

▎3. おわりに

　CPT はまだ，日本であまり認知されていない治療法である。また，習得するためにはスーパービジョンを受けることが推奨されており，日本での普及には時間がかかる。そこで，トラウマを被ったより多くの方々へ CPT の治療理論を届けるには，『認知処理療法応援マンガ』のような簡易に利用できる冊子は必須である。

【文献】

バーカー，フリップ著／堀恵・古川元訳（1996）精神療法におけるメタファー．金剛出版
リーシック，P. A・マンソン，C. M・チャード，K. M. 著／伊藤正哉・堀越勝監修（2019）トラウマへの認知処理療法──治療者のための包括手引き．創元社.

第 6 章

児童相談所での心理教育：「ことばと絵」の取り組み

[有水 梢・待鳥 泉]

1. 概要

(1) 児童相談所と児童虐待について

「児童相談所」というと，どのようなイメージをお持ちだろうか。近年は，虐待事件の報道で，児童相談所の名前を耳にする方も多いのではないかと思う。児童相談所運営指針によれば，児童相談所とは，「子どもの福祉を図るとともに，その権利を擁護することを主たる目的として（中略）設置される行政機関」（厚生労働省，2018）である。簡単に言ってしまえば，社会的に弱い立場にあるために権利を侵害されやすい子ども（ここでは18歳未満の者とする）の健全な成長や権利を守るために設置された機関である。

そして児童相談所には，児童福祉法に基づき，子どもを守るためのいくつかの権限が与えられている。たとえば，子どもが保護者からひどい暴力を受けている可能性や，食事を与えられずに体重が著しく減少している可能性がある場合，児童相談所は子どもを家庭から離し，別の場所（多くは一時保護所）に避難させることができる。その後，子どもや保護者，関係者から情報を収集し，アセスメントの結果，元の家庭で養育させることが子どもにとって適切でないと判断した場合は，里親や児童養護施設といった，いわゆる社

会的養護の下で子どもを生活させることとなる。

(2)　社会的養護下の子どもの現状について

　平成 30 年の厚生労働省の調査によると，家庭から離れて社会的養護[*1]下で生活する子どもは，約 4 万 5 千人を数える（厚生労働省，2020）。しかし，実は子ども自身は，なぜ自分が社会的養護を受けることになったのか，はっきりとわかっていない場合も少なくない。

　なぜそのようなことが起こるのか。まず前提として，低年齢の子どもであるほど，社会的養護を受けるまでの流れや仕組みを自力で理解することは困難である。そのため，誰かが説明してあげなくてはいけない。ところが，以前の児童相談所の現場では，「子どもに説明したところで理解できるのか」という考えもあり，今ほど子どもへの説明が重視されていないところがあった。

　さらに，虐待を受けた子どもについては，保護者が虐待を否認しており，どのように子どもに説明したらよいか悩むケースや，支援者側が子どもを傷つけることを恐れて，伝えることを躊躇してしまうケースも目にする。

　では，自分の置かれた状況を知らされずにいると，子どもにどのような影響があるのか。そもそも，虐待を受けること自体が子どもにとって深刻なトラウマ体験となるが，さらに，今自分が置かれている状況を知らないことにより，子どもは自分の知っていることをもとに事実とは異なる説明（ストーリー）を作り上げ，それが二次的な問題につながる場合があった。

　たとえば，筆者らが出会った子どものなかでは，家庭で保護者から「お前が悪いから叩くんだ」と言われ続けて，「自分が良い子じゃないから施設に行くことになったんだ」と自分を責めている子もいた。あるいは，虐待をした保護者に対して理想的なイメージを作り上げ，家庭に帰れないことに納得できず，施設での生活が落ち着かない子どももいた。

＊1　虐待以外に，保護者の病気や死別などにより，公的責任の下で養育されることになった児童も含まれる。

　このような問題に加え，近年は子どもの権利擁護における考えが普及し，子どもの「知る権利」などを保障しようという意識も高まってきた。そこで，子どもの年齢にかかわらず，子どもにとってわかりやすく，負担の少ない説明方法を考える必要があった。

(3)　「ことばと絵」について

　そのようななか，子どもに対する説明方法のひとつとして，筆者らが実践している「ことばと絵」の取り組みを紹介したい。これは一般的な心理教育とは少し異なるかもしれないが，子どもの今置かれている状況について，心理面に配慮しながら説明し，子どもが自分の状況を主体的に考えるための基盤になるという意味で，心理教育に通じるものがあると筆者らは考えている。
　「ことばと絵」とは，簡単に言えば，子どもの置かれた状況を説明するストーリーを文（ことば）でまとめ，子どもがわかりやすいように絵を添えたものである。子どものための短いオリジナルの絵本，あるいは紙芝居を作るようなイメージである。
　「ことばと絵」のアイディアは，筆者らのオリジナルではなく，アンドリュー・ターネルら（2008）の「社会的養護を受けている子どものためのことばと絵」をもとにしている。そして，それぞれの子どもの状況に合わせて，絵や文，伝え方などを検討しながら実施している。

(4)　実施方法

① 対象年齢
　対象年齢の定めはなく，絵を添えて伝えることが効果的なケースであれば，年齢を問わず活用できるだろう。なお，筆者らの場合は，口頭による一度きりの説明では理解が難しいと思われる，小学生以下の子どもに対して用いることが多い。

② 準備する物

　作成に必要な物は，A4 や B5 サイズの紙と，色ペン（あるいは色鉛筆）のみである。

③ 対象となるケース

　ここでは，虐待を理由に児童相談所に保護され，社会的養護を受けることになったケースを中心に述べているが，「ことばと絵」は，状況の説明が必要となるさまざまな場面で用いることができる。たとえば児童相談所では，子どもが乳児院から児童養護施設や里親宅など別の生活場所へ移るとき，施設から家庭に帰ることが決まったとき，保護者の病気について説明するとき，保護者が再婚して家族の形態が変わるときなど，さまざまな状況を子どもに説明するうえで活用している。

④ 手順

　「ことばと絵」の実施過程は，大まかに以下の流れをたどる。

　　　○「ことばと絵」を実施することについて，保護者や関係者に目的を説明し，承諾を得る。
　　　○ 保護者や関係者に説明案を提示し，それぞれの意見を取り入れて，説明文（ことば）を完成させる。
　　　○ 絵を添える（なお，原著では，子どもと一緒に絵を描いたり，色を塗ってもらったりして，子どもと一緒に作り上げることを重視している）。
　　　○「ことばと絵」を使って子どもに説明し，子どもの気持ちや考えを聞き，必要な場合は「ことばと絵」を修正し，最終版を完成させる。

　また，作成する際のポイントとしては，以下のようなことが挙げられる。

　　　○ 子どもの年齢や発達段階に合わせた説明文，説明方法を用いる。
　　　○「ことばと絵」の始めや終わりに肯定的な情報を入れる。

○ 虐待にまつわるエピソードなど，心配なことをきちんと伝える一方，子どもが圧倒されないように説明文はシンプルにする。

2.「ことばと絵」を活用した仮想事例

(1)　事例の概要

　小2男児A。保育園の頃から落ち着きのなさを指摘されていた。母子家庭だったが，年長の頃に母が再婚し，まもなく異父弟が誕生。以降，母，養父，A，異父弟の4人で生活していた。養父はAの落ち着きのなさが気になり，Aを叱り，ときに手をあげることもあった。

　小2の秋，Aが登校した際，左頬に大きなあざがあることに担任が気づき，学校から児童相談所に連絡（通告）が入った。児童相談所職員が学校に行ってAから話を聞いたところ，「パパがパンチした（叩いた）」と話したため，Aを一時保護した。同日，児童相談所から保護者に連絡し，保護者と面接を行った。養父は自分が叩いたことを認める一方，「Aが言うことを聞かないから，しつけのために叩いた」と話した。

　その後，児童相談所はさまざまな情報を収集し，安心して暮らせる状況が整うまでは，Aを家庭から分離したほうが良いと判断した。そのことを保護者やAそれぞれに説明し，Aは養護施設で生活することが決まった。

　また，一時保護中に児童相談所の担当職員がAと面接を重ねるなかで，Aは養父に対する恐怖心や怒りを抱えている一方，「自分が悪い子だから怒られる」という罪悪感も持っていることがわかった。児童相談所の担当職員らは，Aに対して，家庭から離れて児童養護施設で生活する理由と今後の見通しを伝えること，Aの「自分が悪い」という認識を修正することが必要だと感じていた。年齢などを考慮し，言葉のみの説明ではAにとってわかりづらいと考え，「ことばと絵」を用いることにした。

（2） 作成の流れ

　はじめに，Aの担当職員であった筆者の一人が，説明文（ことば）を作成した。内容は，Aにとって肯定的な話題から始め，学校や児童相談所が心配して一時保護をしたこと，どんな理由があっても暴力はいけないこと，これからAは家庭を離れて児童養護施設で生活すること，今後父母は，安全な家庭にするために児童相談所と一緒に頑張ること，などを盛り込んだ。

　「ことばと絵」のなかには学校も登場するため，学校側にも内容を確認してもらった[*2]。次にAの保護者と面接を重ねて，保護者の意見を取り入れながら，「ことば」を推敲した。その後，手書きの絵を添えたものを保護者に見てもらい，「ことばと絵」（図6-1〜6-5）を完成させた。

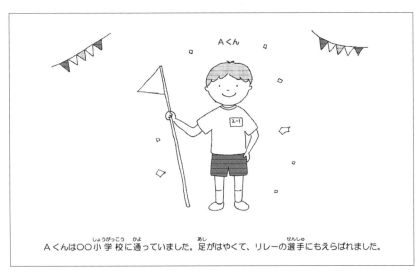

Aくんは○○小学校に通っていました。足がはやくて、リレーの選手にもえらばれました。

図6-1

＊2　通常であれば，児童相談所は誰が通告したかを開示しないが，この事例の場合は，先に学校側から保護者に伝えていたという前提で，通告元が学校であることを開示している。

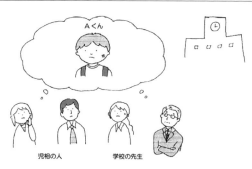

△月×日、Ａくんが小学校にきたとき、顔に大きなあざがありました。学校の先生たちは心配して、児童相談所（児相）に連絡をしました。児相の人も、Ａくんのケガを見て心配しました。児相の人はＡくんを安全にしなくちゃいけません。

　そこで、Ａくんに児相の一時保護所でお泊まりしてもらうことにしました。

図 6-2

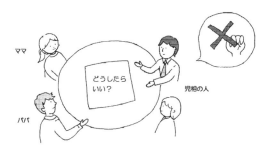

児相の人は、Ａくんのケガについて、パパとママとお話をしました。

　パパは、Ａくんに言うことを聞いてほしくて、Ａくんをたたいたと言いました。でも、どんな理由があっても、たたくことはいけません。

　パパは、たたかないようにしたいけれど、やり方がわからないと言いました。ママは、パパにたたいてほしくなかったけれど、どうしたらいいかわからなかったと言いました。

図 6-3

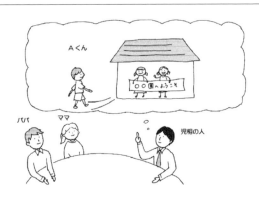

児相の人は、お家に帰るとＡくんがまたケガをするのではないかと心配しています。

そこで、みんなで話し合って、心配がかいけつするまで、Ａくんにパパやママとは別のところ、〇〇園で生活してもらうことにしました。

図 6-4

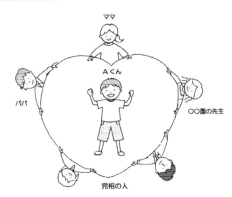

これからＡくんは〇〇園で暮らします。こまったときは、〇〇園の先生たちがＡくんを助けてくれます。

パパとママは、Ａくんがもどってきても安全なお家にするために、児相の担当の人といっしょにがんばっています。

図 6-5

（3）　子どもへの説明

　Ａが児童養護施設の見学を終え，施設での生活を始める見通しが立った
ところで，担当職員２名が「ことばと絵」を用いてＡの置かれた状況を説
明した。ケースによっては，保護者に同席してもらうこともあるが，Ａの
不安を考慮し，参加者は職員とＡのみにした。

　説明をしているあいだ，Ａはじっと座っていることが難しく，ときおり
面接室の中を歩き回ることがあった。ただ，紙芝居のような「ことばと絵」
には興味を示し，自分や知っている人たちのイラストを見て，「これ僕？」
と聞いていた。

　１枚目のリレーの話（図6-1）では，うれしそうにうなずいていた。叩か
れたエピソードになると，Ａの言葉数は少なくなった。担当職員は，「こと
ばと絵」に沿ってあらためて，児童相談所や学校が心配していること，家庭
を離れて生活するのはＡが悪いからではなく，保護者に行動を変えてもら
う必要があることを説明した。説明が終わると，Ａは「わかった」とうな
ずき，それ以上何か言うことはなかった。

（4）　その後の経過

　「ことばと絵」は，Ａが生活する養護施設に引き継ぎ，他児の目に触れな
いような鍵のかかる部屋に保管し，Ａが見たいと言ったときは，いつでも
見られるようにしてもらった。施設入所後，Ａは一度だけ「見たい」と言
うことがあった。その後，Ａは施設での生活に徐々に慣れ，以前よりも落
ち着きが出てきた。

　保護者はペアレント・トレーニングを受講し，暴力を使わないしつけの方
法について学んだ。Ａとの面会を始める前には，保護者同席のもと，「こと
ばと絵」をＡと一緒に見直した。その後，養父からはＡを叩いたこと，母
からは暴力を止められなかったことについてＡに謝る機会をもった。これ

らの経過を経て，保護者とAは少しずつ交流を進めている。

3. 「ことばと絵」の利点と留意点

(1) 利点

　「ことばと絵」を取り入れるまで，筆者らは子どもの置かれた状況を説明することに難しさを感じていた。しかし，「ことばと絵」を活用するようになってからは，以前よりも積極的に子どもに説明できるようになった。「ことばと絵」が持つ利点には，次のようなことが挙げられる。

① 使う言葉や伝え方を推敲できる

　子どもの置かれた状況を説明する必要があると感じていても，虐待を受けていたことなどを子どもに伝えることは容易ではない。話し手の使う言葉や，言い方の微妙な違いにより，子どもを深く傷つけたり，子どもに伝わるメッセージが変わったりすることもある。その点，「ことばと絵」では，どのような言葉を使うか，どのような伝え方をするかを，推敲しながら作成できるため，より事実に即した説明や，子どもの負担の少ない説明を考えることができる。

② 子どもが見返すことができる

　一回の説明ですぐに理解できる子どもは少ない。以前，説明を聞いたことがあるはずなのに，「忘れた」と言う子どももいる。そこで，「ことばと絵」を作成しておくと，子どもは同じ説明を繰り返し見ることができる。また，見返したときの年齢や状況に応じて，子どもが理解を深めていくことにもなる。担当職員が代わりやすい児童相談所や児童養護施設では，子どもに何が起こったのか新しい職員が理解するうえでも，「ことばと絵」が役に立って

いる。

③ 言葉でのコミュニケーションが苦手な子どもにも活用できる

　児童相談所で出会う子どものなかには，心理的な問題を抱え，言葉でのコミュニケーションが難しい子もいる。そのような場合でも，「ことばと絵」を読み聞かせるかたちであれば，受け入れられる子どもがいることを体験している。

④ 保護者と児童相談所が問題を共有する機会となる

　「ことばと絵」を作成する過程で，保護者に自分たちの行動を振り返り，整理する機会を提供できるという意義も大きい。そして，保護者や児童相談所，それぞれの考えが共有される機会にもなる。筆者らが経験したなかでは，多くの保護者は，「ことばと絵」の実施に協力的である。子どもに状況を説明したいが，どのように説明したらよいかわからず困っている保護者もおり，そのような場合にも「ことばと絵」は役に立っている。

(2)　留意点

　「ことばと絵」を取り入れることにより，多くの利点を感じる一方，用いるうえで気をつけたほうがよいと思うこともある。それは以下のとおりである。

① 事実に即した情報を伝えること

　「ことばと絵」で子どもに不正確な情報を伝え，修正しなければならないとなると，その作業は困難である。また，絵を添えることは，わかりやすい反面，子どもが実際とは異なるイメージを受け取ってしまうリスクがある。使う言葉や絵，伝え方については十分吟味する必要がある。

②「ことばと絵」に関わる関係者の合意を得ること

　以前，児童相談所の視点のみで「ことばと絵」を作成したケースで，保護者の発言や態度が「ことばと絵」の内容と異なっており，子どもが混乱することがあった。「ことばと絵」の内容に関わる関係者（仮想事例の場合は，保護者と学校）がいる場合，その関係者と考えを擦り合わせ，合意を得た「ことばと絵」を作成する必要がある。

③ 子どものペースに合わせて実施すること

　「ことばと絵」の内容によっては，子どものトラウマに触れる可能性があり，子どもが向き合うことを恐れている場合もある。そのため，子どものペースに合わせて実施する必要があるだろう。いったん「ことばと絵」を作成しておけば，作成したときに子どもが読もうとしなくても，時が経って子どものなかで受け入れる準備ができたときに，「ことばと絵」を見返すということもできるだろう。

4.　おわりに

　児童相談所が関わる子どもの多くは，被虐待体験，家庭からの分離，一時保護所での生活，施設や里親宅での生活，転校，と多くの困難や環境の変化を体験している。そして，混沌とした状況のなかで苦しみ，納得できない想いを抱え，それをさまざまなかたちで表現していると考えられる。

　今回，筆者らの「ことばと絵」の取り組みを紹介したが，これがベストなやり方というものではなく，さらに留意すべき点などがあるかと思う。まだまだ子どもにとってより良い伝え方を模索している途上ではあるが，今回の「ことばと絵」の取り組みを紹介することで，困難な世界を生きる子どもたちや，その子どもたちと向き合う支援者の方に少しでも役に立てば幸いである。

【文献】

厚生労働省子ども家庭局長（2018）児童相談所運営指針の改正について．平成 30 年 10 月 25 日子発 1025 第 1 号．〔https://www.mhlw.go.jp/content/000375467.pdf〕

厚生労働省子ども家庭局・厚生労働省社会援護局障害保健福祉部（2020）児童養護施設入所児童等調査の概要（平成 30 年 2 月 1 日現在）．〔https://www.mhlw.go.jp/content/11923000/000595122.pdf〕

ターネル，アンドリュー・エセックス，スージー著／井上薫・井上直美監訳（2008）児童虐待を認めない親への対応――リゾリューションズ・アプローチによる家族の再統合．明石書店．pp.95-135.

第 **7** 章

子どもの PTSD に対する心理教育

［八木淳子］

1. 概要

(1) 子どものトラウマ関連障害への対応の基本姿勢

　近年，特別支援教育や児童福祉，児童精神科領域などの分野で支援や治療に携わる人々のあいだで，「発達障害」や「過敏性症候群（HSP/HSC）」への理解はずいぶんと進んだ感がある。しかし，その観点からの支援・介入のみでは問題が容易には解決しない事例を，実際の現場ではしばしば経験する。個々の認知発達特性や感覚特異性に着目して適切に対応しているつもりでも，行動上の問題が解決しなかったり，衝動性や情動のコントロールができずに集団不適応に陥っていたりする子どもたちを，どのように理解し，どのように支援・介入をしていけばよいのか。そのヒントとなるのが，トラウマインフォームド・ケア（TIC）の考え方である（野坂，2019）。その問題行動や不適応症状の背後に「トラウマの影響はないか」という視点をもって子どもの状態を「見立て直す」ことが，問題解決の糸口になる可能性がある（図7-1）。
　トラウマとなるような破壊的な出来事は激しい感情体験と思考の混乱を引き起こすため，認知や言語表出の能力がまだ発達段階にある子どものトラウ

Realize
・トラウマについての知識を持つ（理解する）

Recognize
・どんな影響を受けているか認識する（兆候や症状に気づく）

Respond
・適切な対応をする（方針・手続き・実践に組み込む）

Resist-Retraumatization
・再トラウマ（再受傷）を予防する

図 7-1　トラウマインフォームド・ケアの 4 つのアプローチ（4R's）

マ反応は，強烈で不快な身体症状や行動上の問題として現れることが少なくない。自分の身に降りかかった恐ろしい出来事によってトラウマ反応が惹起され，心身の症状に苦しんでいるにもかかわらず，自分の身に何が起こっているか俯瞰的に把握することは（大人にとってさえも）難しいものである。それらがトラウマによって引き起こされているものであることを子ども自身が理解できるためには，周囲の大人がその心得をもってサポートすることが必要となる。

　ここで留意されるべきは，専門的なトラウマ治療（例として，子どものトラウマ治療の代表的な手法のひとつであるトラウマフォーカスト認知行動療法〈TF-CBT〉）（コーエンら，2014）のような焦点化された高強度の治療的介入を目指すということではなく，あくまでも「すべてのクライエントに実施できる」普遍的な関わり方（基本姿勢）を習得して，早い段階からケアをするということにつきる。子どもは，日々成長発達の過程を生きる存在である。トラウマの影響を受けて心身の発達阻害が起こるような事態を未然に防ぎ[1]，健全で個別性に富む発達の軌道を回復していくためには，子どもに

---

[1]　Centers for Disease Control and Prevention による About the CDC-Kaiser ACE Study.〔https://www.cdc.gov/violenceprevention/aces/about.html〕参照。

関わる多くの支援者・医療者が，トラウマの心理教育の意義を理解しその手法を身に着けておくことが望まれる。

(2)　子どものトラウマへの心理教育の目的

　子どものトラウマ関連障害に対する支援は，通常，環境調整を含めた生活面の支援，身体症状のケア，心理的支援（治療）の3本柱からなる。心理的支援の基礎をなすのが「心理教育」であり，トラウマインフォームドな視点で安全性を担保し実施されることが肝要である。トラウマを受けた子どもの多くは，苦悩を周囲に相談できずに人知れず抱え込み，自責感や恥の感情にさいなまれ続けてしまう。そのような子どもたちに回復のきっかけをもたらすのは，痛みを伴う感覚や感情が，「トラウマ」によってもたらされる反応であることを知り，そうした症状は，トラウマを受けた誰もが多かれ少なかれ抱えることになるものだと理解することにほかならない（妥当化，正常化）。

　子どもの心的外傷後ストレス障害（PTSD）への支援や治療的介入の最初のステップとして心理教育的アプローチは極めて重要ではあるが，その前に，トラウマ関連障害の病態理解をしたうえで，発達特性，認知・行動特性，気質，環境，対人関係パターンなどを詳細にアセスメントし，包括的な支援計画を練ることに十分な時間と労力をかけることが，結果として適切な支援や治療の展開につながる。

　心理教育を進めるうえでは，一人ひとりの子どもの認知や思考の発達段階に合わせて「本人にわかるように」伝えることが肝要であり，そのための準備と工夫が介入効果を左右する。幼少の子どもの心理教育には，パペットやぬいぐるみを使ったり，絵を描くことやクラフトワーク，ゲームなどのアクティビティを取り入れ，好きなことともに楽しみながら学べる工夫をすることも必要である。子どもの特性を生かしレジリエンスを引き出す働きかけが，回復への道を開く可能性があるからである。

　一方で，心理教育だけで支援や治療のすべての要素を網羅できる例ばかりではないことも肝に銘じておくことが重要である。子どもの症状やトラウマ

体験の程度によっては，よりインテンシブで高強度の介入が必要となること
もある。その場合には専門家にゆだねるという判断をすることになるが，支
援者が抱く疑問や苦悩のなかでよくあるのが，「どこまで抱えてよいのか」
という問いであろう。実直で真摯に支援に取り組む姿勢を持つ人ほど，その
悩みは深まる。しかし，ここで重要なのは，「見極める力をすべての人が持
つ」ことではなく，支援者が「抱えられない」「支えきれない」という不安
を抱いた時点で，専門家にゆだねることを考えてよいのだという共通認識
を，支援に携わるすべての人が持つことである。

　大切なのは，トラウマインフォームドの視点で子どもを理解したら，「ど
こまでやっていいか」ということにとらわれて不安になることではなく，
TIC の視点で関わることである。それが，トラウマによって失われた世界
（や大人）への信頼を子どもが取り戻すきっかけとなり，それまでとは違っ
た視界が開けることによって，再び誰かを信じてみようという思いが子ども
のこころに芽吹き，回復への道筋が見えはじめることにあるのだ，というこ
とを知っておくことである。すなわち，トラウマインフォームドの視点で理
解され保護されることによって，子どもが心を開き，支援者と心を通わせな
がら，癒されていく普遍的な回復過程をたどり始めることが重要なのであ
る。すべての支援者がトラウマ専門治療をすることを求められているのでは
なく，「子どもが大人を信頼し，（さらに続く専門的な）治療に前向きに取り
組めるような下地作りをしておくこと」が，最初に子どもに接する支援者の
大事な役割なのである。

　心理教育の目的は，子どもがトラウマを理解すること，症状として対象化
できること，症状に気づき対処できること，さらに，そのことによって自己
効力感や自信を得て安心感を得ることである。トラウマを負い，無力感に圧
倒されている子どもにとって，つらい感情をコントロールして症状に自己対
処できるようになることは「自分にもできることがある」ことを身をもって
学ぶことにほかならず，自信と希望を得ることにつながるのである。

（3） 心理教育の実際

　ここでは，TF-CBT の理論と手法をもとにした心理教育的アプローチの実際について述べる。

① アセスメント

　子どもへの心理教育を進める手順の第一は，支援者が個々の子どものトラウマについて理解し，目の前の子どもの行動上の問題や心身の症状はトラウマの影響を受けたためのものであり，過酷な状況に適応しようとして身についてしまったものだと認識することである。そのうえで，子ども本人と保護者や教師などからの丁寧な聞き取りを行い，トラウマのタイプや重症度についてしっかりとアセスメントしていく。

　筆者が日常臨床で繁用している評価尺度は，UCLA PTSD Reaction Index for DSM-5（UPID-5），改訂出来事インパクト尺度（IES-R），子供用トラウマ症状チェックリスト（TSCC）などであるが，これらの自記式質問紙であっても対面で実施し，子どもの反応や態度を注意深く見ながら適切に応答することが，子どもとの信頼関係構築に結びつく。併存する不安や抑うつ症状，適応状態や行動上の問題を把握するため，バールソン子どもの抑うつ尺度（DSRS-C），スペンス児童用不安尺度（SCAS），Children's Global Assessment Scale（CGAS），子どもの行動チェックリスト（CBCL）などの尺度を併用することも極めて有用である。

② トラウマについての一般的な知識を伝える

　次に，子ども自身がトラウマを理解するために，トラウマの影響についての一般的知識を伝え，それにより誤った通念を払拭するようサポートする。その際には，トラウマにさらされたときに起こる一般的な反応や抱きやすい感情などについて描かれた絵本（ホームズら，2015）や，パンフレット（国立成育医療研究センターこころの診療部，2016）など，「印刷された」資料

を用いる。

　ほかにも多くの子どもたちが同じような体験をしており（だからこそ，パンフレットが存在する），いま目の前にいる支援者は，そうした子どもたちにこれまでも対応してきた経験があるらしい（だからこそ，適切な絵本を選んで，読み聞かせてくれている），というメッセージが子どもに伝わることによって安心と信頼が生まれるよう心掛けたい。ノーマライズや妥当化によって孤独感から解放されることは，子どもが回復への希望を抱くひとつのきっかけとなりうる。

③ 個々のトラウマに特化した心理教育

　さらに進んで，子どもが体験した特定のトラウマ的出来事に関する知識を授けていく。このとき，「教えてあげる」「説得する」「断定する」という態度では，トラウマを受けた子どもはさらにこころを閉ざしてしまう。子どもの主観的体験を尊重しながら，共感的に寄り添い，子ども自身の「気づき」や「発見」を導くようなやり取りを心掛ける。

　また，統計的な数値（「子ども虐待の報告は年間約○○件」「交通事故に巻き込まれる子どもは年間約○○人」など）が記載されたパンフレットや，特定のトラウマについて書かれた印刷資料などを用いて，子ども自身に起こっていることは「○○」という名のつく出来事であり，感情面や行動面での自分の反応が，「他の人にも起こっている」「自分だけじゃない」事柄なのだということを視覚的にも納得できるよう工夫する。

④ ストレス反応やトラウマ症状の同定と説明

　診断や症状の説明には，個々の子どもの発達段階に合わせた言葉や表現を用いることが重要であり，自分の身に起こっているトラウマ関連症状が妥当なものであることを実感をもって理解することを助ける。自分を混乱に陥れている「得体の知れない状況」には症状としての名前があること，症状であるからには治療や対処の対象であること（「治る」ことが期待できること）を，子どもにわかるように伝える。目の前の支援者や治療者が，トラウマを

理解し，かつ自分を尊重してくれるという経験は，支援者・治療者との情緒的つながりや信頼関係を確かなものにし，子どもに安心感を与え，治療への動機づけがなされていく。

⑤ トリガー／リマインダーの理解

　トラウマについての知識を得たうえで，自身の症状がトラウマによって起こる反応だと理解したら，それらがどんなきっかけ（トリガー）によって起こるのか，トラウマを思い出させるもの（リマインダー）は何か，を子どもと一緒に特定し，共有する作業は極めて重要である。症状をコントロールする第一歩は，その症状が起こってくる仕組みを理解することにほかならないからである。

⑥ 対処スキルを学ぶ

　トラウマの影響によって起こる激しい感情体験や苦痛な症状に適切に対処することによって，自分自身を落ち着かせることができるということを子どもが体得できるよう導く。このことを通して，子どもの自己効力感や安心感が醸成されてゆく。

　トラウマ反応としての不快な身体症状（動悸，筋緊張など）には，リラクゼーションのスキルを身につけることで対処できることを伝える。セラピストが見本を示し，セッションのなかで実際に一緒にやってみることが有効である。このとき，身体のどの部分にどんな感覚を覚えたのか，子どもが言葉や絵で表現しやすいよう援助する。

　また，イライラや攻撃的な行動に気づいたら，クールダウンするための場所や，感情を鎮める方法（静かな部屋に行く，本を読む，水を飲む，楽しいことをイメージする等々，その子に合ったやり方）を支援者とともに考え，学校や家庭でも実際にスキルを使えるよう，関わるすべての大人が共通認識を持って実践をサポートするための体制づくりが不可欠である。

　リラクゼーションや感情調整の方法は，保護者や信頼できる支援者とともに毎日繰り返し練習して，子どもの日常生活に落とし込んでいくことを目指

す。

⑦ 養育者が子どものサポーターとなれるように

　子どもへの心理教育に併行して，養育者が子どものトラウマを理解し，難しい対応を迫られる行動上の問題にトラウマインフォームドの視点で関わることができるよう，丁寧に解説しておくことも欠かせない。子どもの「問題行動」を叱りつけるのではなく，その背後にあるトラウマ反応や苦悩を養育者がしっかりと理解して子どもに寄り添うことが，子どもが安心安全の感覚を取り戻すことの基礎となる。その際，養育者が苦慮している子どもの問題行動や症状を聞き取り，養育者の奮闘を労い，適切な関わり方（ペアレンティングスキル）についての知識を伝え，問題解決のための具体的な方略を一緒に考えることが不可欠である。我が子がトラウマを受けると，養育者もまた傷つき，罪悪感を抱えて誰にも相談できず，孤立化していることも少なくない。子どもへの心理教育がしっかりと効果を発揮するためには，養育者もまた，第三者から支えられることが必要なのである。

　さらに，養育者自身のトラウマ体験や認知の歪みが，子どものトラウマ反応を介して，養育者自身を苦しめている場合も少なくない。共感的・受容的に支えつつ，養育者の非機能的認知（「性被害を受けた娘は一生幸せになれない」「守ってあげられなかったのは，すべて自分の責任だ」など）を修正するような働きかけを積極的に行って，子ども・養育者双方の再トラウマ化を防ぐことにも気を配っておかなければならない。

2.　仮想事例

(1)　事例紹介

　5 歳男児 A。建設業の父親と専業主婦の母親，小学校 3 年生の兄と 4 人暮

らし。父親は遠方への出張で家を空けることが多かったが，子煩悩で優しく，家族仲は良かった。本児は生来，活発で明るく朗らかな性格で，3歳から通っている幼稚園では，「正義感が強く，リーダータイプの人気者」との評価であった。健診で発達の遅れを指摘されたことはなし。

　特に問題なく過ごしていたが，5歳3カ月頃から登園を渋るようになった。同時期から，自分の首を絞める・頭を殴る，道路に飛び出して車にひかれようとする，「僕なんか死ねばいいんだ」と口にする，悪夢にうなされる，激しい下痢・食欲不振などの症状が頻発するようになった。かかりつけ医を受診したところ，落ち着きのなさ・衝動性の高さを指摘され，発達障害として治療を受けていたが症状の改善が見られなかったため，児童精神科紹介となった。Aは3歳8カ月〜5歳0カ月までの期間，断続的に，粗暴な同級生男児Bから殴る・蹴るなどの乱暴をされており，その母親からも暴言（「死ね」「クソガキ」），暴力（首を絞められる，叩かれる）をたびたび受けていた。幼稚園では，「子ども同士のけんか」と取り合ってもらえず，両親は警察に訴えたが，大人の目撃情報や証言が得られないことから証拠不十分とされた。Aは，自分がどんなに訴えても，大人（幼稚園教諭，警察）が信じてくれないことから，「警察はどうして悪いことをした人を捕まえてくれないの？」「先生たちは，どうして悪い親を怒ってくれないの？」と，世の中の大人に対する信頼をすっかり失くした様子であった。

　母親はかかりつけ医から，「家では幼稚園での不幸な出来事を話題にしないように」「過去にこだわらず，早く忘れて，楽しい経験を積ませなさい」とアドバイスされ，発達障害と診断されたことのショックも重なって，医療不信を抱くようになっていた。

　母親はAを安心させようと，「Bくんのお母さんは警察に捕まったよ」と（嘘を）言い聞かせていた。Aは「（刑務所から）いつ出てくるの？」「（悪いことをしたんだから）ずっと（刑務所に）いるよね？」「なんでニュースに出ないの？」としきりに聞くようになった。母親は，「同じ町内なので，どこかで会ったらどうしよう。Aに何て説明しよう。いつまで嘘をつき通せるんだろう」と不安になっていることを，初診時に打ち明けた。

（2） 本児のトラウマ関連症状

　入眠障害，悪夢・夜驚，分離不安，登園拒否，頭痛，腹痛，下痢，食欲低下，過剰に騒ぐ・大騒ぎする，悪ふざけする，落ち着きがない，緑色を怖がる（公園に行けない），道路に飛び出して車にひかれようとする，窓から飛び降りようとする，兄とのけんかで互いに首を絞める，自分を殴る・叩く，ものに当たる・投げつける，大声で騒ぐ，泣き叫ぶ，乱暴な言葉遣いなど，多様な心身の症状と行動上の問題を呈していた。

（3） アセスメント（質問紙による）結果と診断

　　○ 本児が最も怖かった体験は，「Bくんの母親から首を絞められ，叩かれたこと」であった。
　　○ UPID-5（合計41点，侵入9，回避7，認知と気分の陰性変化13，過覚醒12）
　　○ C-GAS（42点）
　　○ CBCL（総得点66点＝臨床域，内向尺度8，外向尺度23）
　　○ WISC-Ⅳ（FSIQ 92　VCI 105　PRI 85　WMI 97　PSI 88）

　多様なトラウマ関連症状を認め，社会適応上の支障が出ており，行動上の問題が顕著であることから，PTSDと診断された。

（4） 本児への心理教育的アプローチ

　セッションの構造は，子どもの集中力や記憶の持続を考慮して，毎週1回50分（子ども25分，保護者25分）とし，以下の内容を順次行い，全10回の予定とした。

① 絵本の読み聞かせ

　絵本『こわい目にあったアライグマくん』（ホームズら，2015）を読み聞かせたところ，Aはうなずきながら聞き入り，「僕の場合はね……」と怖い体験について話し始めた。これにより，Aが「トラウマ」を理解し始めたこと，Aにトラウマ体験が実際に存在することが，かなりの確からしさをもって伝わってきた。

　次に，絵本『きみなんかだいきらいさ』（ユードリーら，1975）を見せたところ，先の「アライグマくん」に対するほどの興味は示さず，途中，生あくびが始まり，そわそわと集中できない様子が見られた。「男の子同士のけんかと仲直り」を描いたストーリーに対する，回避症状であると考えられた。

　このように，アセスメントを進めながら，はじめは低侵襲で安全な資料（広く読まれている絵本など）を用いて漸進性曝露を進めていくことも，トラウマの心理教育では重要な要素である。

② トラウマの一般的な心理教育

　Aは年齢に比して言語理解が進んでおり，自分の気持ちを言葉にして表現する能力が高かった。Aの理解度に合わせて，冊子を作成し（図7-2），トラウマについての一般的な知識を伝えながら，本人の症状を同定する作業を行った。

　幼い子ども向けの心理教育の教材は，絵やイラストを盛り込み，好きなキャラクターなども登場させ，楽しみながら学べるよう個々のクライエントに合わせて用意すると，なお効果的である。

③ Aのトラウマに特化した心理教育

　Aが受けた「身体的暴力」や「暴言」「いじめ」について，「力の強い大人が，力の弱い子どもに対して暴力をふるうのは，卑怯で，いけないこと。暴力をふるう大人のほうが悪い。暴力を受ける子どもが悪いのではない」「いじめられる子が悪いわけでも，弱いわけでもない」など，Aの理解できる言

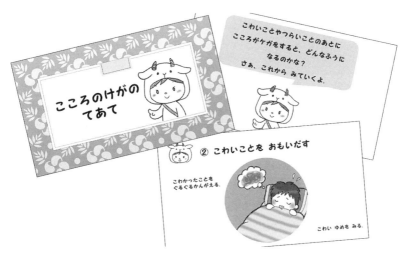

※子どもの年齢や発達段階に合わせて固別に作成するとよい。

図 7-2　心理教育用冊子の一部（例）

葉と内容で，Ａが受けたトラウマ体験に特化した心理教育を加えて行った。

　Ａの「じゃあ，いけないことなのに，どうしてＢくんのお母さんは僕の首を締めたの？」という疑問については，「ときどき大人も間違いをする。Ｂくんのお母さんには，それが悪いことだって，しっかりとわかってもらわないといけないね」「もしも，怒っていたとしても，暴力じゃなくて，きちんと言葉で教えてくれる大人もいるよね」と，Ａの納得のいくレベルで正しいモデルについて説明した。Ａは「うん，僕のママは怒るけど，叩いたり首を絞めたりしないよ」と，納得した様子だった。

④ 感情の同定とリマインダーの理解

　Ａは，子どもの大声や「バカ」などの言葉に敏感に反応して「いやなきもち」「怒りたくなる」こと，兄と口げんかすると「ものに当たってしまう」「殴りたくなる」こと，緑色のものを見ると「怖くなる」「身体が震える」ことなど，感情や身体症状を惹起する「リマインダー」について理解していった。

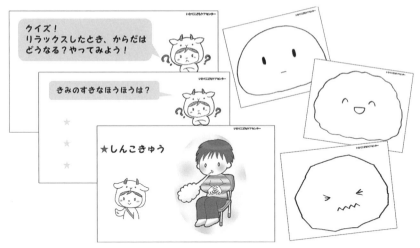

※子どもの理解に合わせて作成し，個別に組み合わせる。

図7-3　リラクセーションや感情調整のスキルを学ぶための教材（左）と
イラストカード（右）の例

　さらに，その感情の強さの程度をスケールで表し，表情の変化と対応させ
ることに取り組んだ。感情を言葉で表現することができるようになると，次
第に実生活での行動上の問題が落ち着いていった。

⑤リラクゼーションスキル，感情調整のスキルを学ぶ
　トラウマ・リマインダーによって不快な感情や身体症状が現れた際に，
「身体やこころを落ち着ける方法」として，リラクセーションスキル（深呼吸，
筋弛緩法，イメージ法）（図7-3[*2]）を学び，家庭でも母親と一緒に毎日練習
をしてもらい，これらのスキルをいつでも使えるように身につけていった。
　夜に眠る前には，母親に絵本を読んでもらい，安心で楽しい場所（家族で
出かけた桜が満開の公園）を思い浮かべるようにすると，スムーズに眠りに

＊2　イラスト作成：小川香織。

つけるようになった。

⑥ 認知的コーピング

　嫌な考えやつらくなる考えが止まらなくなったら「『その考え，あっち行け！』と言ってみよう」（思考ストップ法），ダメなところばかり気になってしまったら「『めいたんてい（名探偵）メガネ』をかけてよく見てみよう！」（認知的コーピング）などの表現を用いて，Ａが理解できるレベルで，日常生活のありふれた不快な場面において，認知的なコーピングスキルを用いることができるよう練習した。

　「めいたんていメガネでよーく見てみると，本当のことが見えてくるよ。じーっとよくかんさつ（観察）してみてね」などと，ゲーム感覚で楽しめるようなスキルの愛称や合言葉を決めると，子どもは喜んで積極的に取り組むようになる。母親に怒られたとき，以前は「ママは僕のことが嫌いなんだ ➡ 僕なんか死ねばいいんでしょ」といった極端な思考のループにはまって投げやりになっていたが，「めいたんていメガネで見てみたら，ママが怒っていたのは，僕がおもちゃを出しっぱなしにして，それをママが踏んじゃって悲しかったからだった」などと，非機能的な認知を現実的な視点で修正し，コーピングできることが増えていった。

⑦ トラウマによるとらわれへの気づき

　子どもはトラウマ的な出来事を，「自己関連づけ」して記憶していることが多く，自分が悪い子だから，自分が弱いから，自分がだめだったから，そのようなことが起こったと思い込んでいることが多い。強烈な自責感と恐怖感を伴うため，回避がますます強まり，そのことがトラウマからの回復を遅れさせる要因ともなる。

　心理教育で学んだことが浸透し，感情調整ができるようになり，日常生活に少しずつ自信が持ててくると，避けていた自身のトラウマ体験に触れることへの抵抗も次第に弱まってくる。

　Ａが公園に行くことができないのは，木々の緑を見ると怖く感じてしま

うためだったが，首を絞められた際に，「Bくんのお母さんが緑色の服を着ていたから，緑色が怖い」とAが口にしたとき，「めいたんていメガネ」で今の状況をもう一度よく見てみることを促した。Bの母親が着ていた緑（恐怖の対象）と，木々の緑（無害なリマインダー）は別ものであることを理解できるようになると，Aは再び公園で遊べるようになった。

(5)　養育者へのサポート

　両親の医療不信と誤解（「寝た子は起こすなと言われた」）に対応するため，トラウマの仕組み，起こりうる症状，予想される経過，Aの問題行動への対応方法，治療の選択などについて，初回セッションで丁寧に説明した。毎回のセッションでは，子どもへの心理教育の内容を詳細に説明し，ペアレンティング指導を行った。子どもが学んださまざまなスキルは，保護者も一緒に日常的に実践して身につけてもらうよう促すことが子どもの回復を助ける。

(6)　エンパワーメント

　子どもによっては，適切な心理教育を行ってもトラウマ関連症状が残存し，あらためて，より専門的なPTSD治療が必要になる場合もある。そうであっても，トラウマについて学び，自己の症状に気づき，自分で対処できることがある，という実感を持つことができている子どもは，勇気を持ってトラウマ治療に向き合うことができ，回復の見通しをイメージしながら治療に取り組むことができるようになるだろう。
　これまでの学びを振り返り，子どもの進歩を褒め，日常生活のなかでスキルを活用するようはげまして，一連の支援は終了となる。

3.　おわりに

　本事例のような幼い子どもへの心理教育が有効に作用するためには，その子どもの認知発達・情緒発達レベルに合わせた内容にすることが欠かせない。また，トラウマというつらい体験を扱うからこそ，子どもが楽しく参加できるしかけや，支援者自身のメンタルヘルスを保つ工夫も必要である。

　支援者に求められるのは，トラウマインフォームドの観点から子どもの症状を理解し，支援者自身が気づきを深めていくこと，子どもとその養育者が安心できる場を提供し，子どもの回復する力を信じてはげまし続ける姿勢を持つことである。

【文献】

Centers for Disease Control and Prevention：About the CDC-Kaiser ACE Study. ［https://www.cdc.gov/violenceprevention/aces/about.html］

コーエン，J. A.・マナリノ，A. P.・デブリンジャー，E 著／白川美也子・菱川愛・冨永良喜監訳（2014）子どものトラウマと悲嘆の治療――トラウマ・フォーカスト認知行動療法マニュアル. 金剛出版

ホームズ，M. M. 著・ピロー，C. 絵／飛鳥井望・亀岡智美監訳（2015）こわい目にあったアライグマくん. 誠信書房

国立成育医療研究センターこころの診療部（2016）こころとからだのケア――こころが傷ついたときのために（第 2 版）［https://www.ncchd.go.jp/kokoro/news/img/kokoro-karada_care_v2.pdf］

野坂祐子（2019）トラウマインフォームドケア――"問題行動"を捉えなおす援助の視点. 日本評論社

ユードリー，J. M. 著・センダック，M. 絵／こだまともこ訳（1975）きみなんかだいきらいさ. 冨山房

第 **8** 章

子どもの悪夢に対する心理教育

［大江美佐里］

1. 概要

(1) プログラム作成の経緯（あるいはテキスト誕生物語）

　ここで紹介する心理教育プログラムは，心的外傷後ストレス障害（PTSD）の症状として出現する悪夢に対して，イメージを利用した治療を行うために作成されたものである。『「こわい夢」を変えよう！』と題されたテキスト[*1]は，最初におおよそ 10 歳前後から成人までを対象とした版が作成され（大江・内村，2014），その後，より年少者を対象とする絵本が作成された（絵本は非売品で，非公開である。手紙で筆者宛に連絡があれば，現在の在庫がなくなるまでは配布予定である）。

　このプログラムは，子どもの悪夢症状への対応に迫られて作成したのではなく，偶然の産物であったといってもよい。また，筆者の頭の中にだけ存在していた手法が，冊子の形をとることになったのもまた偶然がからんでいた，という不思議なプログラムなのである。

　この手法を知ったのは，筆者がさまざまな精神疾患に対する認知行動療法

＊1　本テキストは http://www.seishinshobo.co.jp/book/b592375.html より PDF のダウンロードが可能。

を学んでいた時期にあたる 2008 年 9 月であり，フィンランド・ヘルシンキで行われたヨーロッパ認知行動療法学会の 1 シンポジウムとして開催された，イメージ再記述法（imagery rescripting）のセッションに参加したのがきっかけとなった。イメージ再記述法の原法では，対象を悪夢に限定しておらず，心的外傷的体験のイメージ全体を取り扱い，イメージの内容を変更するというよりも，違う立場で（現在の立場で）過去を眺めてみることでの再ストーリー化，という点に重きを置いていた。ここでは，以前も引用（大江・内村，2014）した児童期の被害体験に関する論文（Arntz & Weertman, 1999）を，参考までに提示する。

　治療過程は 3 つのフェーズに分かれている。第 1 フェーズでは児童期の体験を語るが，そのなかでの自身のイメージは，通常児童期の自分である。そこで，第 2 フェーズで，被害体験を成人である現在の自分が眺めてみてどのように感じるか，という視点の転換を行う。さらに，第 3 フェーズでは，再度自身のイメージを児童期に戻すのだが，第 2 フェーズでの治療者との対話を経ていることを受けて，今度は「どのような援助があったら，自身のイメージが"大丈夫"と思えるようになるか」ということを話し合い，ロールプレイを行う。たとえば，被害の後，信頼できる人に話を聞いてもらうといった体験を想定してロールプレイを行う。Arntz らは第 2 フェーズの過程について，再ストーリー化に役立つ存在として現在の自分ということでは足りない場合，援助者やキャラクターなどを登場させるとしており，それでも患者の不安が強い場合は，治療者をイメージのなかに登場させることもある，としている。

　筆者がここで面白いな，と思ったのが，イメージのなかに援助者やキャラクターなどを登場させるというくだりであった（昔かじった家族療法で，記憶は確かではないが自分のなかの他者との対話といったものがあり，それを思い出させもした。ソーシャルサポートは PTSD の出来事後の回復因子として重要であることも想起される）。

　また，その昔 van der Kolk の *Psychological Trauma* という本を翻訳した際に，被虐待児では主題統覚検査（TAT）で物語を作る際に話のまとまり

がなくなったり，殺人，遺棄といった恐ろしい話をする一方で，健康度の高い子どもでは不快な主題が提示されても救助者が出現したり，物語がテレビ番組のなかの出来事だと主張して距離を取り，ハッピーエンドを作ることができる，という話もちょうど思い出していたところであった。

　そこで，イメージのなかに自身を助けてくれる存在を入れることを必須にし，ハッピーエンドを作るようなイメージ再記述をまとめたのが『「こわい夢」を変えよう！』というテキストである。ちなみに，昼間にイメージしたものを夜夢として見ることができるということは，イメージを利用した他の治療法（イメージリハーサル，Krakow et al., 2001）でも紹介されている。余談だが，このときのシンポジウムでは，トラウマ治療において怒り・敵意や恥，価値がないという感覚，自責，絶望など，恐怖以外の感情を取り扱えるのがイメージ再記述法の利点だと論じていた。さまざまな感情のありようをとらえることの重要性が，2008 年にすでに強調されていたのであった。

　さて，プログラムの大枠はこのようにして出来上がったが，筆者が得意とするやり方とこの「イメージ再記述」という技法が合わない，というのが当初の難点であった。筆者は理屈っぽいやり方を好んで用いる傾向があり，「こんなイメージで……」といったふんわりした雰囲気ではないのである。そこで，このやり方を仕入れて数年はテキストにすることなく，自分の患者に「騙されたと思ってやってみて，結果を教えてほしい」と伝えるやり方で実施していた。そうすると，皆騙されてはいないとは思うのだが，ひととおりやってみられる。そうして，一部は「まったく意味がない」ように言うのだが，一部では主訴が変化する，という静かな効果が得られているようであった。これをプラセボ効果と言うのはたやすいが，今時プラセボ効果を作るのも一苦労であるので，「だめなら悪影響なくすぐやめることができる」という意味で重宝していた。

　2012 年頃，筆者は東日本大震災後の東北地方で，ある子どもの診療を行った。その際，子どもが訴えた悪夢のイメージに対して，何気なく「騙されたと思って……」とこのやり方を口頭で伝えた。イメージは複数あったので，支えてくれる人も複数別々に用意して，「このイメージのときは○○ちゃん

で」「別のイメージが来たら△△ちゃん」と，仲良しの同級生を和やかに挙げていくような診療となった。この診療終了直後，この診療の様子を聞いたスタッフから，この技法をわかりやすく示してほしいと依頼を受けた。そこで既存の日本語文献等を探したが存在しないので，総説論文と並行して最初のテキストを作成した。

　最初のテキストを作成して配布した時点で，ある先生より「思ったより字が多い。もっと絵を増やして，小さい子にも使えるようにできないか」という要望を受けた。なるほど，絵を……，絵本??　絵本は作れないな，ということで，研究費を用いて専門家に依頼することとなった。数回の打ち合わせを重ねた結果，このテキストは使い方を知っている専門家が用いるものであるから非公開・非売品として取り扱うことが決まり，完成後現在まで非公開としている。

(2)　プログラムの対象

　公開しているテキストは，おおよそ10歳以上を想定している。主な対象者はトラウマの再体験・侵入症状，特に悪夢に苦しんでいる子どもであるが，もちろん成人にも適用可能である。

　非公開の絵本については，読み聞かせが可能な年齢から使用ができるが，患者（親子）に渡すというかたち（セルフヘルプ）ではなく，あくまで専門職が子どもに対して行う形態として作成している。

　イメージを利用した治療は，回避症状等を理由としてPTSDに特化した治療を受けることが困難な患者には，受け入れられやすいと考えられる。

(3)　睡眠・夢および悪夢について

　ここで簡単に睡眠について説明する。テキストを用いる際に，睡眠や夢に関する基礎知識を持っていることが望ましい。

　人間は睡眠しなければ生きていけない。睡眠が生体の生存にどう役立って

いるかは不明であるが，心身を休める働きであることは間違いないだろう。

　通常，人間は毎日必ず数回夢をみている。これは，睡眠の構造を知ることで理解できる。睡眠はおおよそ 90 分で 1 サイクルとなることが知られており，簡単にいうと 90 分の間に「浅い眠り→深い眠り→レム睡眠（夢を見るところ）」という経過をたどって，また次のサイクルに進む。

　レム睡眠の「レム」というのは，REM と書く。Rapid Eye Movement（急速眼球運動）の頭文字を取って REM である。急速眼球運動というのは文字どおり，眼球が素早く動いていることを指す。レム睡眠では，目が動くのとは対照的に体の筋肉はゆるんで，「脳は働き，身体が休んでいる」状態である。ちなみに，レム睡眠のときに目が覚めてしまうことがあり，そのようなときに体が動かないことを一般に金縛りと呼んでいるが，レム睡眠期は体の筋肉がゆるんでいるので，動かないのが当然なのである。このレム睡眠で人間は夢をみている。正常な夢が人体に及ぼしている作用についてはまだよくわかっていない。

　PTSD 患者の悪夢は，再体験症状・侵入症状に分類されている。PTSD と睡眠との関係についてはまだわかっていないことも多いが，久留米大学の土生川らの研究（Habukawa et al., 2007）で，PTSD 患者ではレム睡眠からの覚醒回数が多いことが見いだされており，これも悪夢との関連が考えられている。

　これは私見でエビデンスはないが，体験した出来事と同一の内容が出てくる悪夢の出現は具合が最も悪いときで，回復とともに悪夢の内容もはっきりとした形をとらず，「恐ろしいもの」「黒いもの」と変化していくようである。もちろん，調子は良くなったり悪くなったりするので，それに合わせて悪夢のありようが変わることも多い。

(4)　プログラムの導入

　症状を尋ねていくなかで，悪夢があることがわかった時点でプログラムの導入を検討する。しかし，落ち着いて本を読む，あるいは周囲の話を聞くということが難しい段階では，導入を控える。

　このプログラムは治療のメインにするものではなく，あくまで付随的なものであることを説明し，本人や家族の同意を得て導入する。

(5)　プログラムの内容・進度・使い方

　プログラムの構成は表8-1となっている。実施するペースは対象者によってまちまちである（悪夢の程度や内容，内容の理解度などから判断する）。1章ずつじっくり説明しなければならない場合もある一方で，ほとんど一気読みのようなかたちで進む場合もある。まず1章分一緒にやってみて，次に行けそうかどうかを検討していく，というやり方でよい（当然，実施する側の持ち時間も関係する）。

　このプログラムの特徴として，単に読み終わるだけでは効果がなく，実際

表8-1　プログラムの目次および内容の概要

目　次	概　要
第1章　夢ってなに？	通常みている夢の説明。
第2章　「こわい夢」ってどんな夢？	悪夢が夢とどう違うか（同じストーリーの繰り返しが多い，など）。
第3章　「こわい夢」ってどうなる？	悪夢では，不快な終わり方をする。普通の夢のように頭の整理をする働きはない。
第4章　「こわい夢」を変える！	悪夢そのものを消すのは困難だが，内容を変えることは可能。
第5章　自分を助けてくれる人をさがす	自分を助けてくれる人を見つけ，一緒に戦って悪夢の終わりをハッピーエンドにする。
第6章　「こわい夢」のストーリーを変える	具体的に悪夢のストーリーを変え，新しいストーリーを記載する。
第7章　新しいストーリーを練習する	新しいストーリーを練習（イメージ）することについて。
第8章　やってみよう！	実際にやってみて，結果をフィードバックしてもらう。

に新しいストーリーをイメージして実行する，という作業が最も大事という点がある。そこで，読み終わった後もフォローアップを行っている。ただし，明らかな効果が認められなかった場合には深追いはせず，あっさり終了させることにしている。

2. 仮想事例

(1) 事例紹介

　10歳女児A。母親は会社員。シングルマザーで子育てをしており，夕方帰りが遅くなるので，小学2年次より母親が趣味のサークルで知り合ったB夫婦の自宅に子どもを立ち寄らせ，そこに迎えにいくことが週2回ほどあった。数カ月に1回，そのお礼として自宅にB夫婦を招いて食事会をするというつながりが続いており，特に問題なく経過していた。Aも普段どおりに振る舞っていたという。

　そんなある日，某警察署よりAの母親に連絡が入り，B（夫）が児童ポルノ所持で摘発されたなかに，Aの裸を撮影した動画が多数含まれていたということだった。翌日，母親は警察署で動画を確認し帰宅。驚いた母親がAに尋ねたところ，Aは泣きじゃくり，多くを語ろうとしなかった（後に，口止めされており，事実が明らかとなって自身が責められるのではないかと思っていたことがわかった）。捜査が進展して明らかとなったことは，Bは妻が台所で夕食の支度をする30分くらいの間，2階の自室で子ども向けのネット動画を見せると言ってAと二人きりになり，そこで裸体を撮影していたということであった。

　被害の事実が明らかとなってから，Aは夜眠れないと言って，母親の布団に入り込んで泣き出すようになった。母親もAに対してどう振る舞ってよいか戸惑い，警察に相談したところ，当院を紹介されて受診した。

　初診では，うつむきがちでほとんど話をすることができなかったことから，担当医は数回時間をかけ，徐々に関係を作っていくこととした。母親は，仕事のために子どもに十分時間を作ることができなかったことが，こうした出来事のきっかけになっていたと，自身を責めていた。そこで，担当医は母親に対して，過度に自身を責めないよう助言をした。母親は会社に事情を説明し，一時的に残業をせず，小学校からAがまっすぐ帰宅できるように環境調整を行った。

　数回の診察後，Aは担当医に少しずつ慣れてきたようであった。そこで，今困っている症状のことについて尋ねてみたところ，「暗くなるのが怖い」「夕方になると，怖くなってくる」ということであった。母親に尋ねると，「今は同じ部屋で布団を2つ敷いて寝ていますが，夜中に飛び起きて泣いていることもあります」とのことであった。Aに怖い夢をみているか尋ねると，大きくうなずいた。そこで，適切な薬物療法（内容は省略）を行いつつ，心理教育テキストを実施する方針とした。

（2）　プログラム実施

　Aは国語が好きで，文字を読むのも問題がなかったことから，絵本版ではなく，文字で記載されたテキストを用いることにした。Aは夢の話（第1章〜第2章）を，うんうんとうなずきながら興味を持って聞いていた。第2章では，普通の夢とは違う「こわい夢」というものがあることを説明しており，このことにとても共感しているようであった。1回目は第2章までとした。

　翌週，第3章と第4章を実施した。実施前に，第1章と第2章の内容を復習したが，内容をよく覚えている様子であった。第3章は短いが，「こわい夢」の内容を自然と想起することも予測される章であり，話の流れとしても，「あなたはどう？」という質問をすることになるので慎重に取り組むべきところである。Aは受診前に，母親とも少し「こわい夢」の話をしていたようで，はっきりとBのことは出さないまでも，「おじさん」が出てくる

夢が怖いということを話すことができた。第4章も3文しかない短いもので
あるが，このプログラムの重要なポイントを示すところであり，不安と期待
が示されることが多い。Aの場合も半信半疑であるようだった。ここでは
無理に訂正せず，第5章は次週に持ち越しとした。

　3回目は第5章と第6章を行った。第5章はイメージ再記述法の簡略版で
ある。「自分を助けてくれる人」が夢に登場し，助けてもらい，そのあとで
悪いものと戦って，勝つようにするというくだりを説明し，「自分を助けて
くれる人」が誰なのかを考えていく。Aは最初，クラスで仲良くしてくれ
る友だち（女児）のZの名前を挙げた。でも，Zは「一緒に戦って勝つ」と
いうタイプではないらしく，実際担当医が想像しても，10歳の女児2人で
は心許ない気がした。そこで，もう一度検討することにした。Aはこの時
点で不登校には至っておらず，それは校長先生（女性）のお陰であるらし
かった。この先生はAによると頼もしく，ハッピーエンドに変えられそう，
とのことであった。そこで，校長先生を助けてくれる人として新しいストー
リーを作ることとなった。第6章でストーリーを検討するよう記載がある
が，今回は親子で新しいストーリーを考えてもらうこととして，第6章を宿
題とした。

　4回目は最初に第6章の宿題を発表してもらった。新しいストーリーは，
「おじさんが追いかけてきて，こわいので，ランドセルにつけている笛を鳴
らしたら校長先生が登場。おじさんを逆に追いかけて，おじさんは逃げてい
く。校長先生と一緒に喜ぶ」というものであった。その後，第7章の説明に
入った。第7章は，新しいストーリーを練習するというもので，昼間に1日
3〜5回くらい練習してもらう内容である。Aの場合は，母と一緒にいられ
る時間帯に練習するということになった。母からの報告では，4回目の時点
ではイメージ再記述法を始めているわけではないが，本人が夜泣く頻度は
減ってきたという。

　5回目（最終回）には，練習をしているかどうかを尋ね，第8章を読むこ
ととした。Aの場合，プログラム終了後も引き続き担当医が診療を続ける
ことから，明確なプログラム終了を宣言する必要はなかった。母から，新し

いストーリーを親子で絵に描いて，枕の下に入れるのはどうかと質問があったので，やってみて結果を教えてほしいと返答した。

（3）　その後の経過

　プログラム実施直後から悪夢が激減するということはなかったようであり，毎回校長先生が出現したわけでもなかったが，Aの悪夢自体が変化し，校長先生が登場する必要がないような夢になることも多くなったということであった。母親は迷った末，B宅から離れ，かつ学校の校区が変わらない場所への転居を決めた。転居後からAはさらに落ち着いたように見えると母親は語った。睡眠のための薬物も不要になり，初診から1年後に終診となった。

（4）　事例解説

　こうして事例に対するプログラム実施を見てみると，詳細に元のストーリーを尋ねることはしなくても，新しいストーリーを尋ねる時点で自然に元のストーリー，つまり悪夢が語られているのに驚く方もいるだろう。もちろん，実際の症例のなかには，あくまで元のストーリーは告げずに，後半部分（助けてくれる人が来て……）のみを話す場合もあり，これは容認されるべきことでもあるが，そういう例は案外少ない。心理教育を行うにあたっては，安全性が担保されるべきであるが，ストーリー作りまで行きついた場合には，大きな抵抗感なく受け入れてもらえるようである。もちろん，悪夢の話をしようとするだけで拒否，という子どももおり，そういう事例では速やかに実施を中止する。

3. おわりに

　子どもの悪夢に対するイメージ再記述法をもとにした心理教育プログラム
を紹介した。悪夢の存在は睡眠時の行動などからもうかがい知ることができ
ることから，PTSD症状のなかでは客観的に把握がしやすい症状であると言
える。治療者側の負担もそう大きくはないプログラムであり，適応のある子
どもには試してみる価値があると考える。

【文献】

Arntz, A. & Weertman, A. (1999) Treatment of childhood memories: Theory and practice. *Behaviour Research and Therapy*, **37**, 714-740.

Krakow, B., Hollifield, M., Johnston, L., Koss, M., Schrader, R., Warner, T. D., Tandberg, D., Lauriello, J., McBride, L., Cutchen, L., Cheng, D., Emmons, S., Germain, A., Melendrez, D., Sandoval, D., & Prince, H. (2001) Imagery rehearsal therapy for chronic nightmares in sexual assault survivors with posttraumatic stress disorder: A randomized controlled trial. *JAMA, Aug 1*, **286**(5), 537-545.

Habukawa, M., Uchimura, N., Maeda, M., Kotorii, N., & Maeda H. (2007) Sleep findings in young adult patients with posttraumatic stress disorder. *Biological Psychiatry, Nov 15*, **62**(10), 1179-1182.

大江美佐里・内村直尚 (2014) 心的外傷後ストレス障害の悪夢に対するイメージを利用した治療——展望と今後の課題. 九州神経精神医学, **60**, 92-96.

第 **9** 章

合併する嗜癖問題に対する心理教育

［石田哲也］

1. 概要

(1) PTSD に合併する嗜癖問題

　PTSD と嗜癖問題は高頻度で併存する。PTSD 患者はアルコールや薬物使用障害の発症リスクが 6 倍高いことが示されており（Hien et al., 2015），本邦においても，東日本大震災前に非飲酒者であった者の 9.6% が震災後新たに飲酒を始め，そのうち 18.4% が大量飲酒を行っていたという報告がある（Orui et al., 2017）。嗜癖問題の併存によって回復はより困難な経過をたどるが，PTSD と嗜癖問題のどちらか一方の治療を行うのではなく，それぞれがどのように影響し合っているかを理解し，注意深くバランスをとりながらその両方を取り扱っていく必要がある（Najavits, 2015）。

　PTSD と嗜癖問題の合併要因については，逆方向的に，アルコール使用障害患者が PTSD を抱えている場合が多いことも指摘されている（Grant et al., 2015）。具体的には，物質使用に関連する危険行動がトラウマ体験の遭遇率を高めるというハイリスク仮説，過去の物質使用歴が PTSD の症状を強めるという感受性仮説，また，どちらにも環境要因と遺伝要因を含む共通する素因があるとする脆弱性仮説がある（Haller & Chassin, 2014）。本章で紹

介する心理教育テキストは，不快な PTSD 症状に対する Self-medication と
しての自己対処行動が，不適切なかたちで習慣化し嗜癖問題に発展してしま
う，という順序の自己治療仮説（Khantzian & Albanese, 2009）に注目して
作成されている[*1]。この仮説に基づくと，嗜癖問題に対して心理療法的な理
解と介入が行いやすくなるのだが，具体的には後半でテキスト内容と仮想事
例を紹介しながら説明する。

(2) 嗜癖概念の広がり

さて，嗜癖（addiction）は，ある習慣を有害にもかかわらず努力では止
められない疾患であり，本邦では依存症やアディクションという用語で知ら
れている。これまでは薬物やアルコールなどの物質使用に限定して検討され
てきたが，DSM-5（APA, 2013）では，アルコールや薬物使用障害といっ
た物質と生体との相互作用のみならず，ギャンブル障害も含めた「物質関連
障害および嗜癖性障害群」というカテゴリーが採用された。また ICD-11
（WHO, 2019）でも同様に，「物質使用症群または嗜癖行動症群」というカ
テゴリー内に，アルコールや種々の物質使用症，ギャンブル症，ゲーム症が
位置づけられた。さらに，これらのカテゴリーに一定の類似性を持ち，嗜癖
や依存症という用語が用いられる行動上の問題（たとえば，インターネット
やスマートフォンの過剰使用，過剰な性行動）が一般に指摘されている。

嗜癖概念の対象となる習慣として，たとえば Christ ら（2003）は，アル
コール，ニコチン，薬物，処方薬，ギャンブル，セックス，カフェイン，過
食，拒食，運動，買い物，仕事，支配的・服従的な対人関係，支配的・服従
的な強迫的世話焼きの 16 種類を対象として検討している。このほかにも，
どのような対象であっても人によっては過度にのめり込むことがあり，あら
ゆる行為が嗜癖の対象となりうると言われている（正木ら，2007）。多様な
嗜癖の背景にある基礎的なプロセスや共通した心理的な問題に焦点を当てる

[*1] 本テキストは http://www.seishinshobo.co.jp/book/b592375.html より PDF のダウン
ロードが可能。

必要性から，筆者は嗜癖概念の定義を，「好んで繰り返し行っている行動で，社会的文脈において適応的でない結果が生じていると行為者または周囲の人が認識しているにも関わらず，行為者はその行動が必要だと強く感じており，加減を自己調節できていない行動」（石田，2014）と整理した。ただし，用語が一人歩きする状況は避けねばならず，学術的にはまだエビデンスの蓄積が待たれている段階である。

(3)　嗜癖問題に対する心理教育

　嗜癖問題に対する治療プログラムは，まず離脱症状の治療を行い，集団精神療法や認知行動療法などの心理社会的治療と薬物療法，自助グループへの継続参加を組み合わせて実施される。嗜癖問題は周囲から本人の性格傾向や意思の問題に帰属される傾向が根強く，治療においては心理教育が非常に重要な役割を持つ。用いられる心理教育プログラムは，アルコール，薬物，ギャンブルなど，診断基準に位置づけられているものを対象としたものが多いが（たとえば，松本ら，2011），それらを援用し，嗜癖問題の対象となる習慣を拡大して検討しようとすると，嗜癖概念が重視する「過度にのめり込んだ結果として起きている問題」と，「その物質や行動そのものの有害な特徴」がしばしば混同されがちであるように見受けられる。前述したように嗜癖概念が含む生活習慣は多岐にわたっているため，「その悪習慣がどんな影響をもたらしているのか」ではなく，「その人の心理的課題が，何らかの習慣にのめり込むという形で表面化しているのではないか」という視点を持つことが有用であると考えられる。

　本稿では，筆者らが作成した汎用性の高い嗜癖問題の心理教育テキストを紹介する。心理教育テキストの目次とそれぞれの章で扱うテーマの概要を，表9-1に示した。対象となる習慣の種類は限定しておらず，さまざまな嗜癖問題に対応して治療や支援に用いることができる。プログラムの対象となるのは，言語的な振り返りができ，自身の行動を客観視するメタ認知が発達する小学校中学年以上だろうと考えられる。

表9-1　心理教育テキストの構成と概要

目　次	扱うテーマ
1.　アディクションとは	対象となる習慣の具体的内容
2.　アディクションの「有害性」	習慣の「有害性」と「有用性」
3.　正の強化と負の強化	学習理論
4.　行動変容の段階	変化の動機づけ
5.　どこに問題が起きているか整理する	本人・習慣・社会の三角関係を整理
6.　ゆっくり呼吸でリラックスする	リラクセーション法
7.　楽しい活動を増やす	行動活性化
8.　悪循環から抜け出す	代替行動
9.　渇望の波をやり過ごす	刺激統制
10.「よいこ」に注意する	自己治療仮説
11.　水面下の問題にも目を向ける	多角的なアセスメント
12.　良好な人間関係をつくる	ラットパーク実験
13.　人と繋がることをやめない	再発した場合の対処

　なお，本テキストは精神療法・心理療法としての心理教育面接に活用されることを想定している。個人療法でも集団療法でも用いることができるが，一方向的に知識を教授するものではない。嗜癖問題に関する知的理解を伝えることをきっかけとして，患者個人の体験や考えの情緒的理解と表出を促し，行動変容をもたらすためのツールとして活用されることを期待している。

2.　仮想事例

　それでは，仮想事例を提示しながらテキストの内容を紹介する。事例は20歳代の短期大学生の女性Aで，小学生時にはアルコール問題を抱える父親からの身体的・精神的暴力を継続的に受けていた。中学生になると父親と

は距離を取れるようになったが，学校でのいじめ被害によって不登校とな
り，精神科通院を開始した。PTSD症状に対し，安全な環境確保を中心とし
た治療を受けながら通信制高校を卒業し，短大に進学することができた。し
かしながら，大学生になるとPTSD症状に加えて買い物の多さが問題とな
り，本テキストを用いた心理教育面接が導入された。

(1)　アディクションとは

　この章ではまず，アディクションの対象となる物質，行動，人間関係の例
を挙げ，テキストで取り扱う患者の習慣を具体的に共有する。アルコールと
ギャンブル，買い物とインターネットなど，複数の習慣が関係していること
も多い。当てはまる習慣を列挙して，それぞれの具体的エピソードを尋ねて
おくと，後の話し合いが具体的なものになるため有用である。
　Aは，「コスメや洋服などの買い物の積み重ねで，クレジットカードの借
金が100万円になったこと」「スマートフォンが手離せず，彼氏と常に連絡
を取っていること」「間食に甘いものを食べすぎること」がテーマとなった。
借金が膨らむ経験が複数回あり，どちらも母親から援助を受けることで解消
していた。また，面接の大半は彼氏との関係に関する内容で占められてい
た。

(2)　アディクションの「有害性」

　アディクションの「有害性」は，問題の相対性に注目することが重要であ
る。有害性を大きく分類すると身体的影響，経済的損失，社会的問題，対人
関係の変化であるが，これらは一定の基準で評価できるものではなく，患者
が置かれた社会的文脈によって問題の程度は異なる。有害性の具体例が挙げ
られており，当てはまるかどうかそれぞれチェックしていくが，このとき患
者はすでに親や配偶者から数多の説教をされてきていることが予想されるた
め，あくまで説教じみた態度にならないことが肝要である。中立的な雰囲気

で，「このなかで特にグサッときたところは？」などと尋ねる方法もよいか
もしれない。その一方で，患者にとってはその習慣の必要性や利点などの
「有用性」が重要である。この章で，その習慣がもたらす「有害性」と「有
用性」を対比させて整理しておくことは，残りの章に取り組むうえで必須と
なる。

　Aにとって甘い食べ物は「つらいときに食べると落ち着く」ものであり，
買い物は「それいいねと褒められるのがうれしい」，彼氏からは「自分が必
要とされていると思いたい」という有用性があると主張した。これらは
ICD-11における Complex PTSD（WHO, 2019）で，自己組織化の困難
（DSO症状）と呼ばれる「感情調節不全」「陰性自己概念」「対人関係困難」
の症状に対する自己治療になっているという理解が可能である。しかしなが
らその有害性として，「借金があり，予算以上に買ってしまう」「彼氏から誘
われると友だちに嘘をついて予定を合わせる」「体重が増えてきている」と
いう点が問題となっている部分であることを確認した。

（3）　正の強化と負の強化

　患者はその習慣の有用性を強調するかもしれないが，はじめは「あるとよ
り良い習慣」だったものが，「ないと不安な習慣」に変化していることが多
い。これは，学習理論においては正の強化ではなく負の強化になっており，
その習慣によって快を得るというよりも不快を軽減することを目的としてい
る可能性について説明し，その不自然さや抜けられなさを振り返る。

　Aは，「やらなきゃいけない宿題があるのに，気づいたら通販サイトを見
ている」ことを振り返った。何もしていない状況でも徐々に不快感が高まっ
ていき，買い物をすることでリセットされるという負の強化が見て取れる
が，この時点では自覚に乏しかった。このような場合は，無理に理解させる
よりも次の章に進み，理解が深まりそうな話題が出た際に適宜復習し関連づ
ける，というスタンスで進めればよいのではないかと思われる。

（4）　行動変容の段階

　テキスト実施時点の行動変容の段階は，まだ関心期や準備期であることが
多い。無理に治療に連れてこられた場合は無関心期であるかもしれないが，
それも含めて現状を許容する態度で説明しながら，変化の動機づけを高める
ように面接を行う。いつもの習慣を変えることは容易ではない。患者はたい
ていの場合，すでに何度もやめようと挑戦して失敗を繰り返している。実
は，自分一人でコントロールするという願望をいったん諦めるということ
と，習慣を変化させることができるかもしれないという期待との矛盾がここ
にはある。支援者の患者への姿勢や態度が重要で，この人と一緒であれば取
り組んでみようという気持ちや期待が生まれることが重要である。
　Ａは自ら準備期に該当すると述べ，変化の動機づけは高かった。それに
は，大学を卒業して資格試験に合格し就職したいという現実的な目標が大き
く関わっているようだった。PTSD症状や嗜癖問題といった病的な部分のみ
をターゲットとするのではなく，このような健康的な部分を共有して支持す
ることが行動変容に重要であると考える。

（5）　どこに問題が起きているか整理する

　嗜癖問題について，本人と習慣，社会との三角関係を整理する。これはエ
ス，自我，超自我という精神力動的な葛藤モデルからヒントを得ている。欲
望のままに行動すると現実社会ではうまくいかない，という葛藤を受け止め
られるように整理していく。また，これまでの内容はあくまで一般論の説明
であり，当の本人の生活から得られたデータではなかった。そこで，週間活
動記録表を用いて本人の現在の生活習慣を記録し，そのデータを解析するこ
とを通して，個別の行動変容プランを立てていくことが必要である。
　Ａとの面接では，「友だちからいいねと褒められたいから新しい洋服やコ
スメを買う」「中学校時代を知っている同級生と会うよりも，知らない男性

のほうが安心する」ということが整理された。この時期には甘いものの間食は大きな問題ではなくなっていたが，嗜癖の対象は移行するものであるし，心理的問題をモノやコトに頼って解消するという構図が変わったわけではない。活動記録表によると，治療者の予想以上に勉強時間は確保できていたが，就寝前にスマホを触り入眠が遅くなる傾向が見られたため，起床時刻を一定にすることを就労目標と絡めて提案し，ホームワークとした。

(6)　ゆっくり呼吸でリラックスする

　イライラや不安緊張感がアディクションと関連している患者には，健康的なリラクセーション法を一緒に練習することが有用である。特に PTSD 患者は，緊張が強い場合が多いことが想定される。テキストでは最も簡単な方法として 1，2，3 と数えながら吸ったり吐いたりする 6 秒のゆっくり呼吸を紹介しているが，吐く時間を長くした 10 秒呼吸法や筋弛緩法を紹介してもよい。

　A は，すでに趣味として行っていたヨガに呼吸法を取り入れて実践することにした。呼吸法のみであればどこでも実践できるため，フラッシュバックによって緊張感が高まった際の対処法としても，身につけておくことが安心になるようであった。

(7)　楽しい活動を増やす

　この章では，アディクションを「ひとつの習慣が最優先となっている状態」ととらえ，その習慣以外の時間を増やすように行動活性化することを目的としている。「遊び過ぎて遊びがない」状態から，「上手に遊べる」ようにサポートするイメージである。できれば五感を刺激し，他者と関わるような健康的で適応的な活動が望ましいが，現在の「有害性」を減じるものであれば試してみる価値はある。患者からの自発的な提案はできるだけ否定せず，行動実験を促す態度が有用である。

　Aは以前にアロマやパズルを試したことがあるが，長続きしなかった。あれこれと新しい活動を提案し話し合うなかで，資格試験に向けて一緒に取り組む学生サークルに所属しており，そこで語り合うことが楽しいようであったため，参加を再開することにした。

(8)　悪循環から抜け出す

　不快な症状への自己治療としていつもの習慣を行うと，短期的には快や安心が得られるが，長期的には後悔や不快感が残る悪循環があることを説明する。患者のパターンに照らして説明することで，いつもの悪循環から抜け出す動機づけを刺激する。前章の活動も含め，先行刺激に対していつもの習慣を行う代わりに，新しい活動を取り入れることを提案する。第2章で確認した，患者にとってのその習慣の「有用性」が重要で，別の行動で代替するためには，類似した効果をもたらすものを見つけることが役立つ。また，いつもの習慣を行わず意識を切り替えるための工夫についても話し合っておく。

　Aはこれまで，父親を想起させる威圧的な男性に遭遇したときや，内的に不安が高まり不快なときに，性的な接触を求めて彼氏と会うことで，一時的な安心が得られるが結局は後悔するというパターンが認められた。先述のサークルのミーティングに参加することが増えたことで，不安が高まった際に仲間と語り合うことでも，満足感を得られるようになった。彼氏と一緒にいるとむしろ勉強時間が減ってしまうことに困り，彼氏と会う頻度を週1回と決め，生活のメリハリをつけられるようになってきた。

(9)　渇望の波をやり過ごす

　先行刺激に出会った際に，いつもの習慣に手を出したくなる欲求は「渇望」と呼ばれ，水や食料のように必要として求めるというニュアンスがある。しかし，水や食料への渇望とは異なり，時間が経つと波が引いて弱まるという特徴がある。いつもの習慣への渇望を引き起こしやすい先行刺激を同

定し，統制することで，渇望の波をやり過ごしやすくなる。テキストでは，自分の周りにあるトリガーと，自分の中にあるトリガーに分けて具体例を示している。支援者から見ると意外なものがトリガーになっている可能性があり，その気づきが再発予防に重要である。特に自分の中にあるトリガーについては，あまり語られなかった内面の葛藤と関連している可能性がある。

　Aは買い物について，むしろ幸福感や高揚感があり，気持ちの良いときにしたくなるという気づきがあった。そして，気分が高揚したときでないと，自分を着飾ってもよいのだと思えないということが語られ，自己否定的な考えや押しつけられた罪悪感についての理解が深まった。無理をして華やかな同級生に合わせて遊ぶ機会が減った結果，着飾るための買い物をする時間が減り，インターネットも調べ物をするために有効活用するようになった。

(10)　「よいこ」に注意する

　よくある気をつけるべきトリガーは，英語では Hungry, Angry, Lonely, Tired の頭文字で HALT（「止まれ」という意味）とまとめられることが多いが，日本語で伝わりやすく内省を促すキーワードとして，欲求不満，怒り，孤独の頭文字の，「よいこ」を採用した。問題の多い状況ではなかなか良い子に見えないかもしれないが，患者は自分自身の気持ちを表現できず，周りに合わせて振る舞ってきた場合が多い。

　この章では，良い子であろうとして人に弱みを見せられず，自分ひとりで対処するためにいつもの習慣を頼りはじめ，それが定着したのではないかという可能性について話し合う。この理論的背景も自己治療仮説であるが，心理的苦痛を内的なトリガーととらえるだけでなく，一歩深い内省と語りを促す内容となっている。すなわち，嗜癖を行動の問題から心の問題に転換し，心理療法として取り扱えるようにすることが理想である。ただし，場合によっては「そういう事情なら仕方ない」と感じるかもしれないが，共感することと免責することが異なる点には注意が必要である。

　Aは気持ちが高揚したときに買い物が増えていたが，それは劣等感や孤独感の裏返しであった。父親からの虐待があり，母親は多忙で振り向いてくれない家庭環境で育っており，裕福な同級生への憧れがあった。中学生の頃には学校でいじめられていたが，良い成績を取ることで見返してやりたいと思ってきた。いじめや劣等感を母親に悟られまいと必死に隠し，良い子でいなければならないと感じていた。現在でも頑張らなければ認めてもらえないと思うので，仕事を引き受け過ぎる傾向があり，今も昔も良い子を演じてしまうという理解が語られた。

(11)　水面下の問題にも目を向ける

　嗜癖問題は氷山の水上に出ている一角であり，本質的な問題は水面下に隠れていることが多い。支援者には，「その人の本質的な問題が，何らかの習慣にのめり込むという別のかたちで現れているのではないか」という視点が求められる。心理的な「良い子」の問題も含め，家族関係や発達障害特性，トラウマ，他の精神疾患といった，多角的なアセスメントが重要である。この章に取り組む頃には，PTSD症状やDSO症状と嗜癖問題との相互作用についても，理解が深まっていると期待される。喫緊の有害性が軽減し安全性を確保した後に，腰を据えて取り組むべきテーマを整理することが理想的である。

　Aの症状は，父親からの虐待や，中学校時のいじめ被害が直接的な要因であったが，水面下には母親に甘えられなかった幼少期の体験や，思い立ったら行動してしまう衝動的な傾向も影響していることが示唆された。それが理解されたことで，等身大の自分で，現実的な課題に向き合うことが可能となっていった。

(12)　良好な人間関係をつくる

　この章では，近年注目されているラットパーク実験（Alexander et al.,

1981）を紹介している。金網に入れられ孤立しているラットは，普通の水よりもモルヒネ入りの水を好むように仕向けられるのに対し，広々とした場所で雌雄一緒に生活し，遊び場が豊富な環境（ラットパーク）にいるラットは，モルヒネ水を敬遠し普通の水を好んだ。そして，モルヒネ依存状態を作り出したラットをラットパークに入れると，他のラットと交流し，離脱症状に苦しみながらも普通の水を飲むようになったというものである。

　この実験から，嗜癖に至る要因には，薬物の直接的な影響よりも社会的孤立が重要であることが示唆され，治療においては良好な人間関係や社会との繋がりの維持が非常に大きな課題であることを説明するものである。患者はすでに孤立している場合が多く，まずは支援者との関係を続けられるような支持的態度が求められる。自助グループなどを紹介する場合も，ただの情報提供にとどまらず，そこで苦痛を分かち合える他者に出会えるかという視点が重要である。

　Aにとっては，キラキラと輝いて見える華やかな同級生よりも，問題意識を共有して，資格や将来について議論できるサークルでの人間関係と繋がることが，嗜癖問題の改善に寄与した。その人間関係のなかでも頑張りすぎることはあったが，概ね自分のペースを維持することができた。調子を崩した際に，インターネット上で匿名の男性と交流し性的な評価を求めるなど自己破壊的な傾向も見られたが，大きな行動化はなく面接で冷静に振り返ることができ，彼氏とも結婚を意識するような情緒的な交流が増えていった。

（13）　人と繋がることをやめない

　最後の章では，嗜癖問題の再発率の高さを念頭に置いている。治療を継続するためには，もし再発しても，治療関係が破綻することなく受診していただく必要がある。患者には，嘘をつかず正直な人付き合いを続けることが求められるが，そのためには支援者も失敗に寛容であることが求められる。再発した患者を責め罪悪感を過度に刺激するのではなく，問題を棚上げしたり肩代わりしたりするのでもなく，等身大の責任を患者に負ってもらう態度を

維持し，治療関係を継続できるように努めたい。

　ここで重要なのは，断酒・断薬を絶対条件とする「ゼロトレランス（非寛容）」よりも，まずは有害性を減じることを目指す「ハームリダクション（害の低減）」の考え方である。これは公衆衛生の観点から，Ｂ型肝炎やHIVの感染拡大防止策として薬物使用者に清潔な注射器と針を提供するという取り組みに始まり，ヨーロッパで取り入れられてきた考え方である。重症度別に目標を設定する視点も有用で，問題が軽度であったり，有害性の低い習慣への耽溺であったりする場合は，まずはハームリダクションを目標とする。中等度で有害性が強い場合には，ハームリダクションから始めてゼロトレランスを目指す。そして重度の場合には，ハームリダクションによって命を繋ぐことを重視する。

　特にＡのテーマであるような買い物，恋愛，食事といった嗜癖問題は，日常生活で避けられない活動であり，完全に断つという選択肢はあり得ない。心理教育後も活動記録をつけて振り返りながら，定期的なカウンセリングを継続した。過度な買い物に走ることはなかったが，彼氏との恋愛には夢中になり過ぎる時期もあり，そのたびに卒業や就職といった現実的な目標を再確認する必要もあった。「自分でわかっているつもりだったけど，話していくことで整理されていくなと思った」と述べ，サークルでの語り合いも続けながら，無事に短大卒業と資格取得を達成した。嗜癖問題とともにPTSD症状も落ち着き，就職に伴う転居を機会に転院し，終結した。

3.　おわりに

　PTSDに合併する嗜癖問題に対する心理教育アプローチについて示した。仮想事例で示したようにPTSD症状と嗜癖問題は相互に関連しており，どちらかのみを治療対象とするのではなく，同時に取り扱っていく必要がある。Complex PTSDのDSO症状に対する自己治療として嗜癖問題が生じている場合には特に，嗜癖問題の有害性だけでなく有用性にも着目して，危険

度の低い新たな工夫を話し合う姿勢が重要である。

　また，心理教育の効果を高めるためには，一般的理解を素材として患者固有の体験の語りを促し，個々の対処法を見出して実践し，次のセッションで振り返るというサイクルを作り出すことが重要である（石田ら，2020）。つまり，心理教育は問題の理解と対処法の獲得を目指すものではあるが，一方的な教示に終始することなく，必要に応じて患者の自己表出を促すような，心理療法としての心理教育的介入が求められる（石田ら，2018）。

　本稿は心理教育テキストの紹介を目的としているが，臨床場面ではテキスト内容とは直接関係しない対話が，患者の理解や治療の深化に役立つことが大いにある。本テキストは短期の心理教育のみの目的でも利用できるが，心理教育をきっかけとして支持的な治療関係を構築し，PTSD と嗜癖問題の合併例に対し，長期的な支援が継続できるようになることが期待される。

【文献】

Alexander, B. K., Beyerstein, B. L., Hadaway, P. F., & Coambs, R. B. (1981) Effect of early and later colony housing on oral ingestion of morphine in rats. *Pharmacology Biochemistry & Behavior*, **15**, 571-576.

American Psychiatric Association (2013) *Desk reference to the diagnostic criteria from DSM-5*. American Psychiatric Association.

Christ, G., Jones, S. L., Haylett, S., Stephenson, G. M., Lefever, R. M. H., & Lefever, R. (2003) The shorter PROMIS questionnaire further validation of a tool for simultaneous assessment of multiple addictive behaviours. *Addictive Behaviors*, **28**, 225-248.

Goodman, A. (1990) Addiction: Definition and implications. *British Journal of Addiction*, **85**, 1403-1408.

Grant, B. F., Goldstein, R. B., Saha, T. D., Chou, S. P., Jung, J., Zhang, H., Pickering, R. P., Ruan, W. J., Smith, S. M., Huang, B., & Hasin, D. S. (2015) Epidemiology of DSM-5 alcohol use disorder: Results from the national epidemiologic survey on alcohol and related conditions III. *JAMA Psychiatry*, **72**(8), 757-766.

Haller, M. & Chassin, L. (2014) Risk pathways among traumatic stress, posttraumatic stress disorder symptoms, and alcohol and drug problems: A test of four hypotheses. *Psychology of Addictive Behaviors*, **28**(3), 841-851.

Hien, D. A., Levin, F. R., Ruglass, L. M., López-Castro, T., Papini, S., Hu, M.-C., Cohen, L. R., & Herron, A. (2015) Combining seeking safety with sertraline for PTSD and alcohol use disorders: A randomized controlled trial. *Journal of Consulting and Clinical Psychology*, **83**(2), 359-369.

石田哲也（2014）嗜癖概念に関する臨床心理学的理解の現状と課題．臨床心理学，**14**(6)，851-859.

石田哲也・大江美佐里・長沼清・小林雄大・内村直尚（2018）神経症圏患者への短期心理教育面接の心理療法としての意味づけ．九州神経精神医学，**64**(2)，63-70.

石田哲也・大江美佐里・内野俊郎（2020）精神科急性期治療病棟における当事者心理教育プログラムと実施上の工夫．精神科，**36**(1)，7-11.

Khantzian, E. J. & Albanese, M. J. (2009) *Understanding addiction as self medication: Finding hope behind the pain.* Rowman & Littlefield Publishers, U.S.A.（松本俊彦訳〈2013〉人はなぜ依存症になるのか──自己治療としてのアディクション．星和書店）

正木大貴・土田英人・福居顯二（2007）アルコールと他の嗜癖．臨床精神医学，**36**(10)，1279-1283.

松本俊彦・小林桜児・今村扶美（2011）薬物・アルコール依存症からの回復支援ワークブック．金剛出版

Najavits L. M. (2015) Trauma and substance abuse: A clinician's guide to treatment. In U. Schnyder & M. Cloitre (ed.), *Evidence based treatments for trauma-related psychological dsorders: A practicalguide for Clinicians.* Springer.（石田哲也訳〈2017〉トラウマと物質乱用──臨床家のための実践ガイド．前田正治・大江美佐里監訳　トラウマ関連疾患心理療法ガイドブック──事例で見る多様性と共通性．誠信書房）

Orui, M., Ueda, Y., Suzuki, Y., Maeda, M., Ohira, T., Yabe, H., & Yasumura, S. (2017) The relationship between starting to drink and psychological distress, sleep disturbance after the great east Japan earthquake and nuclear disaster: The Fukushima Health Management Survey. *International Journal of Environmental Research and Public Health*, **14**, 1281.

WHO（2019）*International Classification of Diseases 11th Revision: The global standard for diagnostic health information.* [https://icd.who.int/en]

第 10 章

· ·

解離症状に対する心理教育

[大江美佐里]

1. 概要

(1) プログラム作成の経緯

　解離症状に対する心理教育プログラム（テキスト名は『解離を知る』）は，最初の版を 2009 年に作成したが，現在使用している版は 2012 年に一部改訂したものである*1。同年には，このプログラム作成の経緯や症例を交えた論文を『臨床精神医学』誌に発表した（大江・築地，2012）。本章は，この論文の内容をできるだけ平易なかたちで再構成することを目論見つつ書いている。

　筆者と解離症状との本格的な出会いは，精神科医になって 4 年目であった。失立発作を頻発する 15 歳女性への入院治療のなかで，失立発作の回数と困りごと，自己評価点数を毎日記録してもらい，それをグラフ化して本人と一緒に検討するという外在化手法を導入し，症状改善を認めた（大江・前田，2002）。当時筆者は，確信をもって症状記録を治療技法としていたわけではなく，解離がもたらす行動（失立発作）の仕組み（どんなときに，どの

＊1　本テキストは http://www.seishinshobo.co.jp/book/b592375.html より PDF のダウンロードが可能。

くらい生じるか）を知りたいという気持ちで記録をお願いしたところ，解離
症状が改善してむしろ非常に驚いたものだった。この驚きが「解離とは？」
と考える契機になったことは間違いない。また，筆者にとっては，当時講師
であった前田正治先生（現在，福島県立医科大学災害こころの医学講座主任
教授）に 2002 年の論文草稿を非常に高く評価していただき，筆者が後にト
ラウマティック・ストレス領域に進むきっかけとなったことも，忘れられな
い思い出である。

　2002 年当時，筆者の所属する久留米大学医学部神経精神医学講座の主任
教授であった前田久雄先生は，ネコを用いた情動研究と豊富な臨床経験をも
とにして，神経症や感情病における葛藤を行動論的に分析していた（前田，
1991）。そして，病棟での教授回診やカンファレンスの場で，葛藤の完成に
ついて語っておられた。葛藤が完成したと思われる時点で強い不安（葛藤性
不安）が認められ，それによって心身症症状や解離，離人症状が出現すると
いうのがその理論である。そしてさらに，Lewin の葛藤論をもとにして，対
象への接近欲求（あることをやろうとする気持ち）と，回避欲求（あること
をやりたくない気持ち）が引き合った結果，均衡が保たれたところで葛藤が
完成し，治療とはこの葛藤を軽減させることであると語っておられた（当時
これらをしっかり理解していたわけではなく，今も論文を読み直して改めて
理解しようとしているところであるが）。前田久雄先生がまとめられた葛藤
理論を，当事者向けに説明できるかたちでまとめようとしたのが，本プログ
ラムである。

　ただし，最後の一章は，それまでの臨床経験から筆者が特に強調したい内
容として，書き下ろしたものである。それは，「解離は症状がおさまった後
に，こころの苦しみが増すこともある」ということである。これは，症状が
形成されることで不安が軽減するという，一次疾病利得（病気になったこと
で周囲が優しくしてくれるといった種類の疾病利得は，二次疾病利得として
区別される）が失われる時点で，葛藤の存在を自覚せざるを得ないことを指
す。よって，「解離に基づく症状がなくなれば万事 OK」といった安易な見
込みは立たないのである。むしろ，解離症状が終結した時点が治療の始まり

といっても過言ではない。

そこで，2009年当初の版では，『PTSDの伝え方』に詳細を記載している「衝動のしくみ」（大江，2012）に自動的につながっていくようにテキストを作成していた。しかしながら，単独で使用できるほうがよいという声が多く，2012年の改訂版では，別のテキストへの誘導はやめ，単独使用できるよう書き改めた。

(2)　プログラムの対象

本プログラムの対象年齢は，中学生以上であると考えられる。解離のうち，解離性同一性障害や全生活史健忘といった事例には不向きであり，典型的にはDSM-5でいう「他の特定される解離性症」や「特定不能の解離症」に該当する症例が対象となる。

(3)　プログラムの導入

解離症状が頻発しているタイミングでは，プログラムの導入は困難であり，不適切であろう。テキストを読んで治療者と対話し，ある程度自身に起きていることを受け止められるような状態になるのを待って，プログラムを導入することが望ましい。

(4)　プログラムの内容・進度・使い方

プログラムの構成は表10-1となっている。本プログラムのテキストは全11ページ（表紙込み）と，やや短めである。本プログラムの実施期間については，解離の記録をつけて眺めるという作業を行うかどうかによっても異なる。もし，テキストの第4章について，プログラム内で行うのではなく，プログラム終了後に別途行うというかたちをとるのであれば，4回ほどでプログラムは実施できるのではないかと考える。

表10-1　プログラムの目次および内容の概要

目　次	概　要
第1章　気づいたら倒れていた	解離の説明。epilepsy（てんかん）は対象外であること。
第2章　解離で起きる症状の例	解離症状の説明。詐病ではないこと。
第3章　解離が起きるときのこころのしくみ	葛藤理論に基づく解離症状形成の説明。
第4章　解離の記録をつけてみよう	解離に関する日誌のつけ方について。
第5章　解離がおさまってから苦しいこともあります	解離症状がなくなっても，悩み自体はなくならないことについて。

　さて，テキスト第2章で示している，解離を説明するうえでの「詐病」との区別については特に重要であり，ここで詳しく解説しておきたい。詐病はDSM-5では「作為症／虚偽性障害（Factitious Disorder）」という病名で，「身体的または心理的な兆候または症状の<u>ねつ造</u>」（下線は筆者）を指す。これらは誇張，作り話，擬態などによって意図的に引き起こされるものである。一方，解離症群は意識，記憶，同一性，知覚，身体表象，運動制御，行動の正常な統合における破綻および／または不連続であるとされ，意図せずに生じると定められている。

　葛藤場面と解離症状が密接に関連することが周囲から見てわかりやすい事例の場合に，周囲が「わざとやっているのではないか」と勘ぐってしまうことがある。こうした誤解は医療関係者のなかでも生じやすく，しばしば「わざとやっているので，症状による行動の責任は本人がとるべき」といった話すら見聞きする事態となる。解離は症状であり，本人の意図的な行動ではないことを強調しておきたい（ただし，本章での議論は，いわゆる司法でいう責任能力の有無の議論ではない）。大多数の事例で，本人は葛藤の構造を意識していない（治療経過のなかで，「〈葛藤構造が〉わかっているにもかかわらず症状が出てしまう」という事例はある）。葛藤の完成は，ディベート（複数の立場でそれぞれ意見を出し合い討論すること）のような意識的な思考プロセスによって起こるものではないことに留意が必要である。

2. 仮想事例

(1) 事例紹介

　20歳男性A。同胞2人の第1子長男。父親は単身赴任で，幼少期から月1回しか会っていない生活が続いた。母親は専業主婦。教育熱心で，幼稚園時代よりさまざまな教材を買い与えたり，複数の塾に通わせたりしていた。本人は小学校時代，あまり友人と遊んだ記憶がないというが，母親に反発を示すことはなかった。もともと運動はあまり得意ではなかった。中学受験の結果，第一希望の中高一貫進学校に進学した。遠方だったので学校の寮に入った。寮の規則は厳格であり，同級生は門限を破って叱られることもあったというが，Aは寮の規則を素直に受け入れて過ごしていたという。

　ところが，高校1年生（16歳）頃より，徐々に学校の成績が低下していった。本人としては勉強時間を特段減らしていたわけでもないのに，数学についていけなくなり，それを契機に他の教科の勉強にも身が入らなくなってきた。寮の中でも，決められた学習時間にこっそり好きな小説を読みふけっていた。小説を読むのは楽しく，少しずつ自分でも文章を書き溜めるようになった。同級生にも小説の感想を話せる仲間ができ，討論することで，はじめて友情を感じられるようになっていた。

　高校3年時に有名私立大学Bを受験したが，不合格となった。そこで，6年ぶりに実家で母親と生活しながら予備校に通うこととなった。実家では，母親が四六時中本人の生活を監視し，小説を読んでいることも激しく咎めるようになった。Aは自分が小学生のときと同じように振る舞う母の様子に戸惑ったという。加えて，これまでほとんど交流のなかった父親が突如として，自身の出身校である有名国立大学C大学D学部への進学を本人に奨め，それ以外の進路であれば経済的支援は一切しない，と一方的に宣言した。浪

人1年目はC大学のみを受験し，不合格となった。

　浪人2年目が決まったX年4月上旬，朝10時半頃，母親が，ぼーっと宙の一点を眺めているAの姿を認め，声をかけたが心ここにあらずといった雰囲気であった。しばらくすると，椅子からゆっくりと床に崩れ落ちた。驚いた母親が本人を揺さぶると，ぱっと目を開いた。聞けば，今日は起きてからの記憶がない，予備校に通っている間も，時々気がついたらコンビニの売り場に立っていたりすることがある，と答えた。このため予備校のチューターに母親が相談し，当院を紹介されて，母親同伴で受診した。

　数回の診察の結果，脳に器質的な障害は認められず，「記憶を失っている」ことは解離症状によるものとして，解離症と診断され，選択的セロトニン再取り込み阻害薬（SSRI）の投与が開始された。また，数回の診察によって，上記経過も明らかとなった。うつ病の診断基準には該当しないものの，表情は硬く，意欲低下，食欲不振があった。記憶がないことについては，本人よりも母親の不安が非常に強かったことから，家庭環境から一時的に離れることも選択肢であることを説明すると，本人の表情が変わり，入院を自ら希望した。そこで，父親にも説明したうえで，本人の同意による任意入院とした。

　入院後，病棟では解離症状は認めなかった。1週間ほど入院生活を送ると，ずいぶん表情が穏やかとなり，「入院生活は寮生活にも似ていて，規則があるのでかえって過ごしやすいです」と，温和な口調で話した。これまで記憶がなくなるようなことがどのくらいあったのか尋ねると，「うーん，実家に帰って半年ぐらい経ってから出てきたような気がします。回数は覚えていませんが，先日の受験に失敗したあとから増えたみたいです」とのことであった。テキストを読むことには問題がなさそうであったので，病棟主治医と2人で心理教育プログラムに取り組む方針とした。入院環境なので，週2回程度，1時間ずつ時間をとる構造とした。

(2) プログラム実施

　Aはプログラム開始当初，記憶がなくなることがあることは認めたものの，ストレスがかかる出来事について尋ねても，「思い当たること」はまったくないと回答していた。ただ，浪人が2年目となったことについては，「申し訳ないと思っている」と話していた。

　第1回目は，テキスト第1，2章で，解離という現象があることの説明を行った。解離で起きる症状の例にリストカットの項目があり，これについて尋ねると，「一度だけ，気づいたときにリストカットしていたことがありました」と答えた。そのとき，死にたい気持ちがあったのかを尋ねると，「そこまでではなかったような……」と曖昧に返答した。プログラム実施時点の希死念慮がないことを，あらためて確認した。

　2回目は，「第3章　解離が起きるときのこころのしくみ」を取り上げた「解離は"こころの中で反対方向に引き合う気持ち（これを葛藤といいます）があったとき，それを受け入れられないときに起こる"といわれています」という最初の一文のところで，テキストをまず止めて，「こころの中で反対方向に引き合う」ような話題があるか尋ねた。すると，数分考え込んだすえ，「父親が苦手で……」と話し始めた。聞けば，父は大会社の役員をしており，以前から家にいるときは，自分の自慢話をすることがもっぱらであったという。父は母を見下すような態度もとっていた。「小学校のときは父が単身赴任だったから，月に1回くらい，その"攻撃"を受けながらも，何とか気持ちを立て直して過ごしていました。中・高はそんな家庭の雰囲気から逃れられて，ほっとしていました。将来何をしたいとか，まったくそういう考えはないのですが，とにかく本を読んだり，友だちと話したりするのが楽しくなり，高校時代は学校の成績を除けばとってもよかったんです」とのことであった。

　さらに父親の話を聞こうとすると，ここまで一気に話したせいか，目の焦点が合わず，とても疲れた様子を示したことから，2回目は中断とした。そ

の後尋ねると，記憶は維持されていたが，「これ以上は無理」という気持ちになったという。そこで，3回目との間隔を1週間に延ばすこととした。

　3回目も，第3章の最初からとした。「反対方向に引き合う気持ち」については，「進路のことだと思います」と言い，1年前の浪人生活開始時の父の発言を取り上げた。「現役時代は，現役で通ればどこでもよいと言ってくれていた。でも，浪人になって急に自分の肩身が狭くなったようで，『浪人するならもっとレベルの高いところに行けるだろう』『俺の言うとおりにしておけば問題ない』と言い出した。そして，半年後に僕が自分の志望校を変えないつもりと言ったら，『口答えするな』といって殴ってきたんです」と話した。Aはこれまで両親からの暴力を受けたことはまったくなく，大きな心理的打撃を受けたという。

　この日はここまで話しても調子を崩すことはなかったので，第3章の続きである，不登校の例示，そして「脳の負担が強まったときに意識を失うかもしれない」という仮説について説明した。Aは「自分が進みたい進路というのも，はっきりしていないところがあるので，この図のようにはっきりと反対方向に引き合っているかはわからないけれども，父の母校ではなく，自分の勉強したい分野のある大学を選びたいです」と話した。

　4回目は「第4章　解離の記録をつけてみよう」を取り上げた。Aは入院生活のなかでは解離症状を認めないまま経過したことから，記録をつけないという選択肢もあるかもしれないと主治医は考えていた。しかしその一方で，Aは読書が好きで小説も書くことから，自分を客観視する一つの方法として，解離症状にこだわらず，何らかの記録をつけるのが役立つのではないかという考えもあった。そこで，主治医から第4章の説明をしたうえで，記録をつけることについてAの考えを尋ねてみた。すると，Aはすでに第4章の予習をしてきたと言い，「これまでのテキストを読んで，記憶がなくなったときや，リストカットをしたときのことを思い出してみました。はっきりと理由はわからなかったけど，心が重苦しくなって『どうしようもない』と思ったときに，記憶がなくなっている気がします」と語った。そこで主治医から，〈こころの動きと調子との関連がわかるかもしれないので，解

離の症状が病棟で出ていなくても，記録をつけてみましょう〉と提案して了
承してもらった（記録はノートを使用。書いてもらう項目について話し合っ
た部分は省略）。

　5回目は，1週間の間を空けて，解離の記録結果を話し合うことにした。
Aの記録を表10-2に示す。解離の出現はなかったものの，病棟内でのEさ
んとの関係で，3回調子が悪くなったと記されていた。記録には，調子が悪
いときの症状は書かれていなかったが，「だるくて，横になっていた。頭が
少し痛かった」ということであった。主治医はAと一緒に，記録を見なが
ら以下を確認した。

　　○　毎日記録をつけていること。
　　○　月曜から金曜日までは，「調子が悪い」イコール「1日の点数が下が
　　　　る」というパターンになっているが，土曜日は，「調子が悪い」にも
　　　　かかわらず，1日の点数が上がっていること。
　　○　調子が悪くなったのは，Bさんとの関係について悩んだことと関係
　　　　がありそう。

　そして，あらためて受け持ち看護師のFさんからの助言と，助言を受け
てのEさんに対するAの対応（土曜日）についても取り上げた。Aは「自
分の意見を言うのか言わないのか，言うとしたらどんなふうに言うのかを考
える機会になった」「厳しく断る言い方にしないように気をつけた」「自分の
言い方でEさんが納得しなかったらどうしようかと思ったけど，考えすぎ
だったかもしれない」と語った。こうした新たな気づきができたことはとて
も大事で，プログラム終了後も記録をつけることで同意した。

　6回目は最終回として，「第5章　解離がおさまってから苦しいこともあ
ります」を読み，話し合った。入院中，Aには解離症状は出ておらず，病
棟内の人間関係によるストレスがあっても解離症状が出るには至らなかっ
た。しかし，今後解離症状が出ることも大いに考えられる状況でもあった。
Aはテキストの最後の一文，「自分に起きている事態を理解すると，次に行

表 10-2　A による解離の記録

日付・曜日	解離・調子が悪くなった回数	解離・調子が悪くなった時間や状況	その日の出来事・感想	1日の点数（10点満点）
○/○（月）	0/0	なし	記録を初めてつけてみている。前向きに取り組んでみようと思う。	6点
○/○（火）	0/1	14:00，病棟のEさんから，しつこく入院した理由について聞かれた。	あまり自分の悩みやプライベートのことは聞かれたくないけれど，相手にそのことははっきり言えないままだった。	2点
○/○（水）	0/1	1日中，昨日のことを引きずっていた。Eさんと会わないよう避けていた。	もやもやしている感じがずっと続いていた。	2点
○/○（木）	0/0	なし	受け持ちのF看護師さんにこの記録をつけている話をして，Eさんのことも話してみた。「入院の理由は人それぞれで，病棟の人に話す必要はないし，断っていいと思うし，曖昧な言い方でもいいんじゃない」と言ってもらってほっとした。	5点
○/○（金）	0/0	なし	Eさんは外出していて今日はいなかったので気にならなかった。次に会ったらどう言おうかなと考えた。	6点
○/○（土）	0/1	13:00，Eさんと会ったとき，とても緊張して逃げようかと思った。	思い切って，「環境を変えてゆっくり休むために入院した」とEさんに伝えた。Eさんは「ふうん」と言って，あまり興味がないみたいだった。自分だけいろいろ緊張していたのか。でも，そのあとゲームの話ができて嬉しかった。	7点
○/○（日）	0/0	なし	母の面会。明るく話したので驚いているようだった。	6点

うことがみえてきたり，悩みが解決していなくても気持ちが楽になったりします」に共感を示し，「自分の悩みと向き合うことはきついけど，記録を使ったりして考えてみたい」と発言した。

(3)　その後の経過

　プログラムの前半に出ていた，父親との関係が鍵を握っていると考えられたことから，主治医が父親役になり，進路に関する相談をロールプレイ形式で数回行い，入院中に父親との面談機会を持つこととした。進路相談の前に，Aの許可を取り，主治医は両親に対して解離についての説明を別途行い，Aが自分の気持ちを言葉として表現するのが苦手なところがあり，家族の意見を受け入れたい気持ちと，受け入れたくない気持ちが引っ張り合って，症状が出ているのではないかという見立てを説明した。両親はAが入院という事態に至ったことを受けて夫婦間で話し合いを行っており，本人の話を一度しっかり聞きたいという希望があることが語られた。

　そこで，Aと両親，主治医で話し合いの場を持ち，Aは進路について自分の気持ちを書いた紙を読み上げた。高校時代に友人と読んだ本のことで意見交換した思い出を交え，B大学にこだわってはいないが，文学に関係している学部に行きたいという内容であった。父は話し合いにおいては明確にAの考えを支持するとは言わなかったものの，納得した表情で聞いているように見えた。

　Aは話し合いの2週間後に退院し，外来通院を行っている。解離症状は出ていないまま経過しているが，「調子が悪い」と記録することは週に1回程度続いており，2週間に一度の外来では，その内容について随時話し合っている。

(4)　事例解説

　中高一貫校に進学したことで，両親との関係を比較的良好に維持していた

が，大学進学を契機にして小学生時代からの両親との関係性の問題が如実に現れ，解離症状に至ったと考えられる事例を紹介した。入院中ずっと解離症状が出現しなかったという想定だが，実臨床でも本事例のように，環境調整によりいったん解離症状が消失することが多い。その場合であっても，葛藤状況に近い場合に何らかの症状が出現することがあり，これを解離と同様の機制で説明することで，本人の内省が深まることがある。

3.　おわりに

　解離症状に対する心理教育プログラムを紹介した。解離症状への介入は，解離症状が出ていないときに行うという点に特徴がある。これまでの経験上，葛藤に基づく説明を受け入れることができた症例では症状改善につながる事例が多く，有用なアプローチであると考えている。

【文献】

American Psychiatric Association 編／日本精神神経学会監修，髙橋三郎・大野裕監訳（2014）DSM-5 精神疾患の診断・統計マニュアル．医学書院

前田久雄（1991）反応性うつ病における葛藤の行動分析．精神医学，**33**，479-485.

大江美佐里（2012）衝動性を持つ当事者を対象とした心理教育プログラム．前田正治・金吉晴編　PTSD の伝え方──トラウマ臨床と心理教育．誠信書房

大江美佐里・前田正治（2002）解離症状に対し認知行動療法的アプローチを行った 1 例──治療経過概観の意義．九州神経精神医学，**48**，181-188.

大江美佐里・築地瞳（2012）解離を主題とした心理教育的アプローチ．臨床精神医学，**41**，1609-1614.

第 11 章

支援現場で用いる問題対処プラスプログラム

［松岡美智子］

1. 概要

（1）　問題対処プラス（Problem Management plus：PM＋）とは

　このプログラムは，2016 年に WHO（世界保健機関）が刊行した *Problem Management Plus（PM＋）：Individual psychological help for adults impaired by distress in communities exposed to adversity* を，2017 年に久留米大学精神医学講座で日本語に翻訳したプログラム[*1] である。『問題対処プラス：逆境に直面するコミュニティで困難を抱える成人に対する個人心理援助』とあるように，逆境を体験している人々に生じるメンタルヘルスの問題や社会生活上の問題に対処することを目的とする。

　「逆境」とは，日本の精神科医療にあまり馴染まない言葉であるが，WHO は，慢性的な貧困に苦しむ人々や内戦，移民キャンプにいる人，生活の困窮，暴力的な死や性的暴力，親戚の行方不明など，困難な環境に生活する人々に使用できるプログラムとして，「逆境に直面するコミュニティ」と題している。内容は個人向け成人用心理支援プログラムであり，何らかの心理

[*1]　本プログラムは http://www.seishinshobo.co.jp/book/b592375.html より PDF のダウンロードが可能。

的トラウマを負った，あるいはストレス環境下に置かれる方の心理社会的支援として，日本社会でも十分対応できる内容となっている。また，診断名にかかわらず，うつ，不安，ストレス状態にある人すべてに利用できるよう作成されている。

　WHO は，クライエントが解決困難な問題に直面している場合も想定し，プログラム名を「問題解決」ではなく「問題対処」とした。「対処」という用語を用いることで，問題が解決困難であってもその衝撃を和らげる方法があることを，援助者やクライエントに理解してもらいたいという想いが込められている。さらに，本プログラムでは問題対処（問題解決プログラム，問題解決療法）にプラスして行動面の対策も行うため，「問題対処プラス」と名づけられた。このプログラムは非専門家がトレーニング，スーパービジョンを受けながら援助者として利用することも想定して作成されているため，「心配する気持ちの伝え方」「心を開いてくれていることに対する称賛の仕方」など，基本的な援助スキルがかなり具体的に解説されている。本書の対象である「トラウマ臨床について興味はあるものの実践に戸惑っている援助職」に，大変使いやすいプログラムである。

(2)　プログラムの対象

　PM＋ は，気分障害，不安障害，その他，精神科診断名を問わず，ストレスを抱えた成人を対象としている。除外対象としては，①切迫した希死念慮のあるもの，②重度の精神障害，③神経学的障害，あるいは物質使用障害と関連する重度の障害（たとえば，アルコールや薬物依存，重度の知的障害，認知症など）が挙げられる。

(3)　PM＋ マニュアル

　PM＋ マニュアルは 3 部構成となっている。
　第 1 部は，このマニュアルを使うにあたって，つまり逆境に置かれている

あるいは体験したクライエントを支援するにあたって，知っておくべき基本
的なスキルや心構え，およびPM＋の構造について説明されている。PM＋
は，介入前後2回の評価と，1セッション90分の5セッションの介入で構
成される。週1回1セッション行うことが推奨されるが，クライエントやそ
の地域の事情に合わせて，その頻度を増減させることも認められている。

　第2部には，各セッションで用いる評価方法や介入方法が詳細にまとめら
れている。

　第3部は付録となっており，実際にPM＋を行う際に利用する用紙や配
布資料，支援者がイメージを深めるための事例集などがある。PM＋の各
セッションは，アセスメントや介入を組み合わせて構成されているため，付
録Gの介入プロトコルを利用してセッションを進めるとスムーズである。
付録Gには，セッション内で必要な対話やポイントがまとめられている。

(4)　プログラムの導入

　上述したようにPM＋は，気分障害，不安障害，その他精神科診断名を問
わず，ストレスを抱えた成人を対象としている。セッションは90分と想定
しているため，ある程度の時間，集中力を持続でき，また内容を理解できる
方で導入を検討する。治療者の時間的制約も関係するため，比較的症状の安
定した入院患者や，心理カウンセリングを受けている患者が対象となりやす
いが，状況を総合的に判断して外来診療で部分的に利用することも可能であ
る。

(5)　プログラムの内容・進度・使い方

　プログラムの構成は表11-1のとおりである。各セッションではじめに症
状の評価や振り返りを行い，それを踏まえて問題解決や新たな対策を導入す
る。次のセッションまでに行う練習課題をまとめ，ワークシートを手渡して
セッションを終了する。

表 11-1　PM+ マニュアルの構成と概要

構　成		概　要
第1部	第1章　マニュアルの背景	PM+ についての説明
	第2章　PM+ による介入	PM+ の構造と各介入の説明
	第3章　基礎的な援助スキル	クライエントと信頼関係を築くための心構えやスキルの説明
第2部	第4章　PM+ のアセスメント	評価方法と希死念慮への対応
	第5章　逆境の理解と PM+ による介入	逆境を体験したときの一般的な反応 PM+ 参加のメリットとデメリット
	第6章　ストレス対処	呼吸法の学びと練習
	第7章　問題対処	問題のリストアップと対処法の検討
	第8章　やってみよう，続けてみよう	行動活性化による抑うつ気分や悲嘆の改善
	第9章　ソーシャルサポートの強化	ソーシャルサポート強化理解と強化
	第10章　良い状態を維持する	情緒面の回復の仕方と維持方法
第3部 付録	評価ツール（付録 A, B, C）	同意の手続き，PM+ 実施前の評価：A PM+ 実施中の評価：B PM+ 実施後の評価：C
	自殺念慮の評価と対応（付録 D）	自殺念慮を評価する際の手引きと管理方法
	クライエントへの配布資料（付録 E）	ストレス管理の練習 問題管理の手順 活動的でないサイクル ソーシャルサポートの強化 週間カレンダー
	支援のイメージ事例集（付録 F）	具体的な事例と対策例
	介入プロトコル（付録 G）	各セッション内介入の全記述

(6)　PM+ をもとにした簡易心理教育テキスト

PM+ は，呼吸法，問題解決療法，行動活性化，ソーシャルサポート強化，

という4つの大きな柱で構成されている。このPM＋よりも簡易なかたちの心理教育テキストを，久留米大学の研究チームで作成した。テキストのタイトルは『認知行動療法やわらかこころプログラム（病院向け・支援現場向け）』*2 である。「認知行動療法」という用語は，人のものの見方・考え方や行動について考えていく，心理療法全般を指す言葉として用いている。PM＋における問題解決療法や行動活性化は，単独でも認知行動療法に該当する治療法であることから，このようなタイトルを採用している。

　この2種類のテキストは，それぞれ20ページとコンパクトにまとめられている。セルフヘルプを目的としておらず，内容をよく理解した支援者による実施を推奨している。PM＋マニュアルは翻訳の制約が多く，日本語としてやや不自然な表現を使用せざるをえないことから，現場での使用についてはこちらの簡易心理教育テキストを用いつつ，必要に応じてPM＋マニュアルを参照すると，実施が容易になるだろう。

2. 仮想事例

(1) 事例紹介

　23歳女性A。同胞2人の第1子。小学2年生の頃からスポーツクラブに通い，一時は全国大会に出場するほどの腕前であった。しかし，中学3年生まで，コーチBから髪の毛を引っ張られる，唾を吐きかけられるなどの体罰や，「お前なんか死んでしまえ」といった暴言を受け続けていた。さらに，Bは指導時の身体接触も多く，Aは強い嫌悪感を抱いてもいた。家庭でまったく体罰などなかったAは，「自分がちゃんとしていないからされるんだ」と自分を責め，両親も体罰を容認して自身を通わせているのだろうと考え

＊2　支援現場向けと病院向けの2種類のテキストは，http://www.seishinshobo.co.jp/book/b592375.html より PDF のダウンロードが可能。

て，我慢していた。中学進学後は，「生きていても仕方がない」と希死念慮が出現し，自傷行為もしていたが，両親はそれに気づかず治療につながらなかった。

　結局，高校進学後スポーツはやめた。高校卒業後会社員として勤めていたところ，Bが別の傷害事件で逮捕されたと母親から連絡があった。その際，両親の口ぶりから，暴言や暴力の存在を知らずに自分をスポーツクラブに通わせていたのだと初めて気づき衝撃を受けた。抑うつ気分，意欲低下，易刺激性が出現し，交際男性と仲良くなっても，Bのように暴力を振るうのではないかと気になってしまい，結果的に破局した。夜になると不安になり，気を紛らわせるために飲酒量も増加した。食事も喉を通らず，体重も減少しており，心配した両親に連れられて初診となった。

　初診時，年齢相応の服装で整容は保たれており，一見，思考抑制は目立たなかったが，面接の途中でぼんやりとした表情をし，指示が入らない様子がたびたび認められた。また，「仕事を休んだら，迷惑かけるし……」と語る一方で「仕事，やめようかな」と話したり，「今は一人になりたい気持ちが強い」と語る一方で「一人暮らしやめようかな」と話したりするなど，決断力の低下や混乱しやすさがうかがえた。薬物療法を開始すると同時に，これまで心配をかけまいと隠していた自身の状況を両親に説明していくことを約束した。

　受診開始後より症状が一気に表面化し，全身倦怠感，不安感から外出できず，休職することとなった。一時は入院加療を検討するほどであったが，実家に戻り，薬物療法の効果もあって，初診から6カ月ほどで状態は改善した。不安感が減少し，気分も安定してくるなかで，比較的冷静に今後のことを考え，復職を希望するようになった。そこで，治療者より復職に向けての支援の一環としてPM＋の導入を提案し，実施することとなった。

(2)　プログラム実施

　初回セッションでは特に，トラウマ体験後の反応について話し合う「逆境

の理解」と，呼吸法を学ぶ「ストレス対処」に時間を割いた。トラウマ反応について，診察内で話していたつもりではあったが，まとまった説明を聞けたことでAの理解は深まり，休職していることへの罪責感が軽減したことがAから語られた。続いて呼吸法を実際に練習し，生活のなかでどのようなときに使ってみようかと話し合った。しかし，Aは「不安や落ち込みになかなか気づけない」「頭が痛くなって，具合が悪いことに気づく」と述べ，不安やストレスの初期サインを見つけることは現段階では難しいと感じられた。そのため，まずは時間を設定し，アラームを使って1日3回呼吸法を実践してみることとなった。

　第2セッションは「問題対処」を重点的に行うが，診療時間の都合とAの状態を考慮し，複数回に分けて行った。まず，Aは抱えている心配事として「働けていないこと」を挙げた。自身が回復に向かっていることは実感しているとはいえ，やはり働けている妹と自分を比較して落ち込むことが語られた。どのようなときにそれを感じるのか尋ねたところ，妹が両親と楽しそうに会話しているときに感じると話した。今すぐに復職することはできないため，復職の焦りを感じたときにどう対処するかに焦点を当てることを，Aと治療者間で合意し，その日の診療は終了した。

　次の受診時，Aより「両親と妹の笑い声が聞こえてきたときに，ちょうど呼吸法をするアラームが鳴ったため呼吸法を試したら，大丈夫だった（気持ちが落ち込まなかった）」と報告があった。偶然かもしれないが，自分の行動で自分の気持ちをコントロールできたという実感があり，より前向きにPM＋に取り組みたいという意欲につながった。その後Aと話し合い，以下のようにまとめた。

　① 問題を選ぶ
　　・働けていないことに落ち込む。
　② 問題を明確にする
　　・妹と両親が楽しそうに話していると，気持ちが落ち込む。

③ 問題について意見を出し合う

- 妹は働いているのに，自分は何もできていない。
- 自分と会話することに両親が戸惑っている。
- イライラしたり，泣いたりしてしまう。

④ 解決方法について，意見を出し合う

- 今の自分にできることをする。
- 働けなくて申し訳ないと家族に伝える。
- 復職したいと思っていることを家族に伝える。
- 変化している（回復している）ことを家族に伝える。
- イライラしたときや泣いたときの対処法を見つけ，家族に伝える。
- 気分転換する方法を見つける。
- 家族と離れる時間を作る。

⑤ 有用な解決策

- 今できること（風呂掃除，洗濯）。
- イライラしたときには頓服薬を飲む。
- 落ち込みそうになったら呼吸法を行う。
- 家族に受診に付き添ってもらう。
- 家族に手紙を書いてみる。

⑥ 計画

- 週3回風呂掃除，洗濯をする。
- 頓服薬，呼吸法と壁に貼り，思い出せるようにする。
- 家族に手紙を書いて，受診付き添いの依頼をする。

　解決方法で出た意見を見てわかるように，Aは働けない自責の念以上に，家族にわかってもらいたいという思いを抱いていた。また，両親が勧めたスポーツクラブでの被害という状況もあり，家庭内では事件関連の話題がタブー視され，Aを腫物に触るように扱うため，Aの孤立がさらに深まっていた。

　次の受診時のAの振り返りは，以下のとおりである。

⑦ 振り返り（計画実行後）

・風呂掃除や洗濯で思ったより疲れて驚いた。

・母からありがとうと言ってもらった。

・頓服薬は 2 回利用した。

・呼吸法も前よりやりやすくなった。

・手紙は書けず，いつか一緒に受診してほしいと母にメールした。

・高校の同級生から久しぶりに連絡が来て，その日は落ち込んだ。

　問題対処は 1 回で終わるものではなく，その後も幾度となく患者-治療者間で検討，実行，振り返りを行った。

　セッション 3 では問題対処の振り返りの後に，「やってみよう，続けてみよう」で，行動の活性化を促した。波はあるものの復職に向けて意欲が湧いていたため，「問題対処」で挙がった「家族から離れる時間を作る」という意味も含めて，定期的に外出することについて検討した。もともと，走ること，水泳が得意な A は，定期的にジョギングするという目標を挙げたが，「まずは続けることができそうな課題から始めてみては？」と助言したところ，図書館で本を読むこと，喫茶店でお茶を飲むことに決定した。

　セッション 4 では次のステップとして，「ソーシャルサポートの強化」を行った。A にとって現在最も必要なソーシャルサポートは，外部の専門家のサポート以前に家族であることは，「問題対処」の記述を見ても明らかであった。そこで，両親に何を伝え，何を理解してもらいたいかをまず A と確認した。自分の症状を伝えることが，（スポーツクラブに通わせた）両親を責めることになるのではとの不安が強かったため，①A の症状を強調せずに，一般論として病状を伝えること，②回復した点や努力している点，同時に復職したい気持ちはあるが，まだできずに苦しんでいること，家族に申し訳ないと思っていることも伝えること，の 2 点とした。この作業は A にとって，後の復職時に職場に何を伝え，どのような配慮を依頼したいか考えるうえで非常に役立つ経験であった。

　セッション 5 では，「良い調子を維持する」「他者支援をイメージする」を

通して，これまで習得した「ストレス対処」「問題対処」「やってみよう，続けてみよう」「ソーシャルサポートの強化」のそれぞれのスキルを，A がどの程度理解し，今後利用できそうか確認した。A は，「呼吸法」や「やってみよう，続けてみよう」は，これからも続けていける気がすると自信をのぞかせたが，「問題対処」と特に「ソーシャルサポートの強化」は自信がないと話した。それは，方法を学べば少しずつ自分でコントロールできることを学んだ姿でもあり，復職したいという本来の希望と現実の大きなギャップを認識し，時間がかかることを少し受け入れた姿にも見えた。今回は主治医がPM＋を行ったため，PM＋セッション終了後も協同して復職を目指そうと話し，セッションを終了した。

（3）　その後の経過

その後も定期的な通院を続け，初診から2年後に，念願であった復職を果たすことができた。職場では同僚に気を遣いすぎたり，交際を申し込まれ戸惑ったりなど，波はありながらも現在に至るまで勤務を続けることができている。

（4）　事例解説

上述のように，PM＋のセッションというよりも，ある事例に対する日常臨床の経過，という感が強いかもしれない。PM＋は，問題に対処するためにどのような治療を行っていけばよいかを基礎から解説するマニュアルであり，治療者へのヒントが多分に含まれているため，経験の浅い治療者が利用しやすいプログラムである。患者のどのような点に注意してセッションを進めるとよいのかについても，各セッションの症状評価でポイントが押さえられている。最初から最後まで通して利用することで，患者の得意なスキル，支援が必要なスキルを知ることができ，抜けなく支援することができる。また，治療者が慣れてくれば，全体を通すことにとらわれず，部分的に利用す

ることもできるだろう。

　セッション4で，Aが家族に自身の病状を伝えるシーンが出てくるが，本事例のように被害体験をどのように周囲の支援者に伝えるのかという問題は，日常臨床のなかで多く認められる。PM＋は，プログラム内で自然に支援を求めるためのスキルを学ぶことができるという点で，独自の有用性を持つプログラムであると考えられる。

3. おわりに

　ストレスを抱えた成人を対象とする，問題対処プログラムPM＋について紹介した。心理的トラウマを負った方から，ストレス環境下に置かれる方まで，診断名にかかわらず広く利用できる治療者のマニュアルである。これからトラウマ臨床において心理社会的支援を始めたいという方には，特にお勧めのプログラムであると考える。

【文献】

World Health Organization（2016）*Problem Management Plus（PM＋）：Individual psychological help for adults impaired by distress in communities exposed to adversity.* WHO Press.

第 **12** 章

支援者支援で使える心理教育

［大江美佐里］

1.　概要

(1)　プログラム作成の経緯

　本章では，支援者支援の目的で 2019 年 10 月に作成したプログラム，『こころの器が壊れるとき──支援者のためのトラウマ体験・理解プログラム』を紹介する。このプログラムは「トラウマ体験・理解プログラム　コアメンバーズ」[*1] が作成したものであり，筆者はこのグループの代表として，このプログラム作成に携わった[*2]。

　本プログラムは，武庫川女子大学の大岡由佳准教授（以下敬称略）が代表となった，「トラウマへの気づきを高める "人-地域-社会" によるケアシステムの構築」というタイトルのプロジェクト（国立研究開発法人科学技術振興機構　社会技術研究開発センターによる「安全な暮らしをつくる新しい公/ 私空間の構築」領域内）の関連で作られた。こう書くと，正確な記述だが

---

*1　「トラウマ体験・理解プログラム　コアメンバーズ」のメンバーは，章末に示している。

*2　本プログラムは http://www.seishinshobo.co.jp/book/b592375.html より PDF のダウンロードが可能。

何を言いたいかがわかりにくい。平たく言うと，トラウマ反応を理解してケアを行う「トラウマインフォームド・ケア（Trauma Informed Care：TIC）」（亀岡ら，2018）の概念を，本邦でわかりやすいかたちで普及させるために考え出されたプログラムである。本章では TIC そのものの概念についての詳細な解説は控え，本プログラムを説明することによって，TIC の目指すものを間接的に示したい。

　本プログラムは，The Trauma Informed Academy の Elisabeth Power 氏のアドバイスをもとにして作成された。Power 氏は米国で TIC に関連したプログラムを作成し，世界各地でトレーナーとして活躍しており，2019年春，TIC 理解を深めるためのワークショップ開催のために来日した。そのとき，日本側のメンバーは，「1日の研修会で完結する TIC 普及のプログラム」が作れないかを模索していた。一時は米国で開発したプログラムを和訳して導入する計画が立てられたが，著作権に伴う費用負担の問題があり断念した。その後，筆者が東日本大震災後の福島県での活動や，2017年7月の九州北部豪雨後の活動を通して支援者支援を行った経験をもとにして，日常業務のなかでの支援者支援として使える TIC に関連した独自プログラムを作ることとなった。

(2)　プログラムの対象・目的

　本プログラムの対象者は広く対人援助職であるが，主に念頭に置いたのは医療・介護現場の職員である。特段本人のメンタルヘルスの状態を問わず，援助する対象者への理解を深めることを主な目的としている。全体のテーマは「自他を問わず，トラウマとその影響について気づき理解すること」にある。

(3)　プログラムの内容・進度・使い方

　本プログラムは，1日（約6時間）で完結することを想定して作成された。

表 12-1　プログラムの構成と概要

目　次	概　要
第1章　「こころのエネルギー」がある とき・ないとき	こころの余裕があるとき，ないときにつ いて。
第2章　A さんの場合	介護士の A さんが B さんの相談を受け る。
第3章　こころの器が壊れるとき	ストレッサーとトラウマ（本文参照）の 説明。
第4章　トラウマ体験の例	トラウマ体験の特徴について説明。
第5章　トラウマにさらされると……	トラウマ体験によって現れる感情の説 明。
第6章　A さんの場合（続き）	事例。B さんが体験を語る。
第7章　子どもが繰り返しトラウマ体験 を受けると……	児童期のトラウマの長期的影響の説明。
第8章　トラウマ体験が脳や身体・考え 方に及ぼす影響	自律神経系への影響，世界観への影響に ついて。
第9章　器を金継ぎするということ	トラウマ体験から立ち直るとはどういう ことか，乗り越えるための「うつわ」に ついて。
第10章　周りの「トラウマ体験」に気 づく	非言語コミュニケーションを用いて他の 人の様子に気づくことについて。
第11章　支援者の代理受傷（二次受傷） について	支援者が利用者のトラウマ体験・スト レッサーの影響を強く受けることについ て説明。

また，個人対個人ではなく，一定人数の集団（10〜30 名程度）に行うこと
が前提となっている。プログラムの構成を表 12-1 に示す。
　本プログラムでは，こころを器という入れ物に例え，器の中にエネルギー
という水が入っているという想定で話を進めている。これは self-capacity 概
念を「器」で示した比喩（メタファー）である。self-capacity とは，対人関
係を円滑に機能させるための 3 つの要素，すなわち，①安定したアイデン
ティティと自己認識，②感情をコントロールできる能力，③他者との 2 者関

係を有意義なものにし維持する能力，で表現される（Briere & Runtz, 2002）。余談だが，この3項目は，ICD-11でのcomplex PTSD特有の3症状に極めて近い。capacityという単語には，容量という意味と能力・可能性という意味があり，これを包括する比喩として器を使った。

そしてもう一つ，エネルギーが器に入るという概念をこのテキストで用いた由来として，笠原嘉がJanetやEyの理論を使って提唱した，心理的エネルギー水準（笠原，2007）概念がある。心理的エネルギー水準が十分に保たれているときにはトリガーとならなかった軽微なストレス状況であっても，心理的エネルギー水準が低下すると，うつや不安の発症の誘因となりうるという考え方である。

本プログラムでは，ストレッサーとトラウマ体験の違いを，小石と岩の比喩で示した。「トラウマ体験」という用語について，筆者はもともとPTSDを引き起こすような心的外傷的出来事に限定し，拡大解釈や意味の重複（文脈によって「トラウマ体験」という単語が示す意味が異なること）を避けるほうが望ましいという考えを持っており，本プログラムでもトラウマという言葉を用いるかどうか相当悩んだ。しかし，通常のストレッサーよりも影響の大きいストレス因を，他の言葉で表すことは困難であり，そもそもTICにおいてもトラウマ体験について，PTSDを引き起こすべき心的外傷的出来事に限定していない（おそらく想定はしているかと思うが，実際にPTSD診断を行う精神科医でなければ，このあたりにここまで拘泥しないのかもしれない）という背景もあり，最終的には「トラウマ体験」という言葉を表現することにした。テキスト内では，「このテキストではPTSDの診断基準に該当しない程度の体験であっても，『大きな影響』を与えるストレッサー全般をトラウマと呼ぶことにします」という注釈をつけている。

第4章ではトラウマ体験を説明しているが，本プログラムでは2本立ての構成でトラウマ体験を説明した。1つは体験様式で，もう1つは安全（自身の生命・物理的な安全・心理的な安全）が脅かされるような体験であること，とした。こうした説明の仕方は，専門的にはDSM-5よりもDSM-Ⅳに似た論法であるが，日頃この領域になじみがないプログラム参加者にとって

は，こうした説明のほうが理解を得やすいと考えて採用した。

　続く第5章では，トラウマ体験によって引き起こされる感情が紹介されている。PTSDや関連する疾患の治療としてこの項目を扱うとしたら，複雑性PTSDの心理教育プログラムのように，かなりのページをこの項目に割く必要があるだろう。だが，本プログラムは直接患者・クライエントを対象としていないことから，非常に短い記述とした。しかし，本来はこの箇所はテキストの棒読みではなく，各感情の意味について，例を挙げて説明するのが望ましいだろう（たとえば，複雑性PTSDの心理教育に関するテキストの記述が役立つ）。

　第7章では，児童期の虐待の長期的影響について，文献を用いて説明している。この章のみ海外文献に基づいた説明をすることは，若干唐突だという印象を持つかもしれない。しかし，児童期の逆境体験（Adverse Childhood Experiences：ACE）の数が増加すればするほど心身への影響が増し，最終的には寿命にまでその影響が及ぶ（Felitti et al., 1998）ということは，いくら強調してもし過ぎることはない。米国疾病予防管理センター（CDC）が中心となってまとめた大規模研究の結果と対策の詳細は，CDCのウェブサイトで見ることができる[*3]。

　第8章は第5章の延長線上として，トラウマ体験によって示される精神的影響について取り上げている。PTSD症状の一部を説明しているといってもよいだろう。説明に多くのページを割いていないので，成人PTSDの心理教育に関する記述などを参考にして，補足しながら説明を加えることが望ましい。

　第9章は本プログラムのなかで，最もオリジナリティが高い部分だといえる。TICに関連したプログラムを考えるにあたって最も重要な点は，「トラウマ体験で影響を受けた後にも人は立ち上がり，また進んでいく」という姿を描くことではないかと考えた。従来Posttraumatic Growth, Resilience, Sense of Coherenceといった概念があるが，こうした側面を「器」の比喩

＊3　https://www.cdc.gov/violenceprevention/childabuseandneglect/acestudy/index.html（英語版のみ）。

のなかで，どう表現するかというのが課題であった。

　これを打破したのが，「金継ぎ」である。金継ぎとは，陶磁器の破損部分を漆によって接着して，金などの金属の粉で装飾し，破損を直す技術のことである。日本独自のものであるかについて十分な知識がないが，金継ぎされた部分は，単に修復された箇所という解釈はされず，繕った部分を「景色」と呼び，新たな魅力がある別の器として愛でるという文化が日本にはある。これを比喩としてプログラムに用いることとした。

　さらに，「うつわ」という単語を，プログラム終了後にも意識してもらう仕掛けとして，「う」「つ」「わ」を頭文字とした標語を考案した。「う」は"受けとめ"とし，冷静にトラウマ体験とその影響の意味について考えてみることで，心を落ち着かせることを表現した。「つ」は"つながり"とし，PTSD 研究ではエビデンスが多く蓄積されている，social support, social capital との関連を示して，自身の信頼できる人とのつながりを再び作っていくことの重要性を説いた。最後の「わ」は，"笑いあう"とした。これは，筆者も解析に加わった東日本大震災後の福島県県民調査の結果から，「穏やかに笑いあうことができる」ことと災害後の PTSD 症状経過との間に，負の関連がある（穏やかに笑いあう頻度が低いと，PTSD 症状が高いまま持続する確率が高い）ことが明らかとなったこと（Oe et al., 2017）からここに用いた。頭文字を用いるという点でかなり恣意的なことは間違いないものの，認知，感情，対人関係についてバランスよく表現できたのではないかと考えている。

　最後の第11章では，代理受傷（二次受傷）について取り上げた。代理受傷（vicarious trauma）は支援者がトラウマ体験を受けた者に共感することが，心身への悪影響として現れる現象である（詳細は大澤〈2010〉の解説を参照）。代理というのは，他者（患者・クライエント）の代理になって苦痛を身代わりのように受けることを指し，二次という場合は，患者・クライエントの体験を一次として，二次的体験という意味で使われる。目的で述べたように，本プログラム全体のテーマは「自他を問わず，トラウマとその影響について気づき理解すること」にあるので，代理受傷という現象があるのだ

ということを（1ページではあるものの）示すことにより，支援という業務自体に，心身不調のリスクが存在しうることを考えてもらう契機となることを願っている。

2.　プログラム内の事例について

　本章は仮想事例を設定しないかわりに，本プログラムで示された事例について取り上げる。仮想事例を設定しない理由は，本プログラムの対象者は支援者・対人援助者であり，いわゆる治療対象者ではないからである。また，プログラム内に「Aさん」の事例が示されており，Aさんについて検討するというプログラム内容そのものが，仮想事例設定となっているからでもある。

　Aさんが主人公となっているが，実際悩みを抱えているのは同僚（部下）のBさんである。そして，Bさんが悩んでいるのは，○○さんという訪問介護利用者との関係について，というやや複雑な構造をとった。本プログラムのように幅広い参加者を対象として行う際には，事例に対して「そんな例は特殊で，めったに起きない」という印象を抱かせないことが重要であり，日常的に起きるわけではないが，かといってそう稀ではないという頻度の事例としてイメージしてもらうことが重要である。そこで，部下の一人の相談というかたちをとること，比較的現場において何らかのかたちで（本事例は利用者によるが，実際には職場同僚間や上司部下間でも起こっている可能性がある）見聞きすることがあると考えられる，セクシャル・ハラスメントの事例とした。

　Bさんが利用者のハラスメント行為に対して直接不調を示す，というシナリオもあり得たが，ハラスメント行為の線引き（たとえば，利用者に意識レベルの低下があって，せん妄症状としてたまたま性的な仕草と似てしまった場合など）は，非常に難しいのが実情である。そこで，利用者の行動によって，Bさんの過去の性被害体験（これも，単独では配偶者間での同意を伴わ

なかったことが予想される性交渉という，単独で性被害体験と呼ぶことができるか線引きが簡単ではない状況）を想起させ，結果として利用者に支援者として対応することが困難になる，という事例を設定した。

ところで，本プログラムのなかでは，事例のほかに，自分自身について書き込む欄も設定した。しかし，このことは，プログラム参加者自身のトラウマ体験の開示を求めていない。第1章では「うまくいかないとき」や「エネルギーが減っているとき」について，自分の例を挙げるよう促しているが，第2章以降は事例についてのみ検討するようにし，自身についての記載は，第9章の器の金継ぎに関する項目まで出てこないのは，そのような意味合いがある。ただ，テキスト内にこうした解説を記していないので，プログラム実施の際に運営側でこの点に留意しておくことが望ましい。

最終章の第11章には，Dさんという新たな事例を単独で用意した。それまでの事例の流れがやや複雑で，この事例を使い続けるとAさんに注目するのか，Bさんに注目するのか焦点が定まらないと考えたからである。Dさんの事例は，DSM-5のPTSD診断基準のA(4)に記載されている例のうちの1つ，「児童虐待の細部に繰り返し曝露される警官」とほぼ同一と考えてよい。

3. おわりに（謝辞とともに）

必ずしも自身がトラウマ体験をしているわけではない支援者を対象とし，支援者支援のかたちで実施できる，TICを念頭に置いたプログラムを紹介した。1日完結という制約のなかで，多くの情報を盛り込んでおり，筆者が作成した他のプログラムとは，さまざまな点で異なる過程を経て生み出されたものである。こうしたプログラムおよびテキストを作成できたのは，ひとえに筆者（大江）以外のコアメンバーの面々，およびアドバイザーのPower氏，協力者の池島氏のおかげである。どこが誰からのインプットというクレジットの制約なしにご協力いただいたことに，心からの感謝を表明

する。

■トラウマ体験・理解プログラム　コアメンバーズリスト（テキスト掲載順）
大江美佐里（久留米大学）
大岡由佳（武庫川女子大学）
淺野恭子（大阪府立障がい者自立センター）
柳田多美（大正大学）
谷山牧（国際医療福祉大学）
■アドバイザー
Elisabeth Power（The Trauma Informed Academy）
■通訳兼協力
池島良子（ロルフィング新潟）

【文献】

Briere, J. & Runtz, M.（2002）The Inventory of Altered Self-Capacities（IASC）：A standardized measure of identity, affect regulation, and relationship disturbance. *Assessment*, **9**, 230-239.

Felitti, V. J. et al.（1998）Relationship of childhood abuse and household dysfunction to many of the leading causes of death in adults: The adverse childhood experiences （ACE）study. *American Journal of Preventive Medicine*, **14**, 245 258.

亀岡智美・瀧野揚三・野坂祐子・岩切昌宏・中村有吾・加藤寛（2018）トラウマインフォームドケア——その歴史的展望．精神神経学雑誌, **120**, 173-185.

笠原嘉（2007）精神科における予診・初診・初期治療．星和書店.

Oe, M. et al.（2017）Changes of posttraumatic stress responses in evacuated residents and their related factors. *Asia Pacific Journal of Public Health*, **29**, 182S 192S.

大澤智子（2010）レクチャーシリーズ　二次受傷（secondary trauma）．トラウマティック・ストレス, **8**, 184-185.

第 **13** 章

・・

支援者支援
：トラウマ・インフォームドケア理解の心理教育

［大岡由佳］

1．取り組みの概要

（1） プログラム作成の経緯

　ここで紹介する心理教育テキストは，支援者支援の一環として "トラウマ理解に基づいた支援" を指す，「トラウマ・インフォームドケア」の理解のために作成されたものである。『視点を変えよう！ 困った人は，困っている人』[*1] と題されたテキストは，国立研究開発法人科学技術振興機構（JST-RISTEX）「安全な暮らしをつくる新しい公/私空間の構築」研究開発領域で採択されたプロジェクト「トラウマへの気づきを高める "人・地域・社会" によるケアシステムの構築」の研究事業の一環で作成された。

　そもそも，このテキストを作成しようと考えるに至った経緯は，わが国でトラウマ・インフォームドケアについて徐々に理解は広まってきているが，端的にその概念を伝えるパンフレット等がなかったからである。トラウマ・インフォームドケアとは，2001 年に Harris らの著書でこの概念を紹介したことに端を発している（Harris & Fallot, 2001）。1995 年から実施されてき

─────────────

＊1　本テキストは http://www.seishinshobo.co.jp/book/b592375.html より PDF のダウンロードが可能。

た米国大規模疫学調査（Adverse Children Experience Study：ACE）研究として，小児期の逆境的体験が心身に大きな影響を及ぼすことを実証した功績も，この流れを加速したと考えられている。

　米国では，2018 年にトラウマ・インフォームドケアに絡めた法律（Trauma-Informed Care Resolution：H.Res.443）が通過し，州レベルでトラウマインフォームドな方法の定義や明確化，トラウマ・インフォームドケアの枠組みの方針や実践，関わるスタッフの意識の改善に向けた具体的実践が進んでいる。わが国においても，遅かれ早かれ，このトラウマ理解に基づいた支援が個人に，そして，組織・社会に浸透していくことであろうと考えられたため，簡易なトラウマ・インフォームドケアの心理教育プログラムのテキスト化に踏み切った。

(2)　プログラムの対象

本テキストでは，人に関わるすべての関係者（対人援助職）を対象にしている。Hopper ら（2010）が，「トラウマ・インフォームドケアとは，トラウマの影響を理解し対応することに基づき，サバイバーや支援者の，身体・心理・情緒の安全性に重きを置く。また，サバイバーが，コントロール感とエンパワメント感を回復する契機を生みだす，ストレングスに基づいた枠組みである」としており，トラウマ当事者のみならず，支援者のことにも言及していたことによる。

　わが国には，トラウマを負った子どもや成人を対象としたテキストは多く存在するが，支援者一般を対象としたトラウマに関するテキストがほとんど存在しないため，作成に至ったものであった。なお，このテキストは，できるだけさまざまな領域で，さまざまな対人援助職の皆さまに活用してもらえるよう，医師（小児科・精神科・産婦人科・法医学），ソーシャルワーカー，教育関係者，弁護士，民間支援機関など，多領域多職種の関係者で意見を出し合い作成にあたった。

(3)　トラウマ・インフォームドケアについて

　わが国では，トラウマ・インフォームドケアという言葉が最も知られているが，2014 年に SAMHSA（米国薬物乱用・精神衛生管理局）により出されたガイドラインでは，トラウマ・インフォームドアプローチという言葉が使われている。川野（2018）によると，アプローチのほかにも，トラウマ・インフォームドサービス，トラウマ・インフォームドシステムなどの言葉があるとするが，厳密な分類ではなく，海外でも混同して用いられているとする。

　また，よく誤解されがちのことに，トラウマ・スペシフィックケアという言葉もある。こちらはトラウマ治療を指し，トラウマからの回復を促進するためにエビデンスに基づいた治療を行うものである。このテキストでは，トラウマスペシフィックなトラウマに特化したケアというよりも，すべての人が対象になる，“一般的なトラウマの理解と基本的な対応”（野坂，2019）としての，トラウマ・インフォームドケアについて取り上げている。

　なお，トラウマや，そのインフォームドなあり方について，前述の SAMHSA により出されたガイドラインでは，3 E や 4 R というキーワードが使用されている。3 E とは，トラウマとなる Event（出来事）を Experience（経験）した結果，Effect（有害な影響）が生じてしまうことがあるという考えである。また 4 R は，そのトラウマの出来事を経験して有害な影響が生じてしまうことを，Realize（トラウマの広範な影響を理解）し，Recognize（人々〈支援者を含む〉に生じるトラウマによる影響の徴候や症状を認識）し，Respond（トラウマに関する知識を統合して対応）し，Re-Traumatization（再被害の防止）にも努めることを指している。そして，その関わり方の主要な原則として，安全，信頼性と透明性，ピアサポート，協働と相互性，エンパワメント，意見表明と選択，文化・歴史・ジェンダーに関する問題を挙げている。このテキストは，その知見を土台に構成されている。

(4)　プログラムの導入

　このテキストは端的に言うと，いわゆる“困った人”と呼ばれるような，支援者を困らせてしまう対象者（最たる例は，モンスターペアレンツやモンスターペイシェント）の背景には，何らかのトラウマがあり，今起こっている問題や振る舞いが，症状ではなく，「その人にとっての最善の方法＝適応」であるかもしれないと，支援者が視点を変えることの重要性を伝えるものである。

　支援者がこのテキストのタイトルに関心を持ったときが，このプログラムの導入時期である。個人がこのプログラムの内容に共感し，組織で取り上げ，読み合わせの設定をすることができると，なお効果的であろう。

　なお，このテキストは，あくまで「対人援助職」対象のプログラムであって，当事者対象のプログラムにはなっていない。当事者がこの冊子『視点を変えよう！ 困った人は，困っている人』によって，自分は“困った人”だと支援者から認識されていると誤解されてしまうことがあってはならない。そのため，支援者支援の一環として作成されたものとして一読いただくことを推奨している。

(5)　プログラムの内容・進度・使い方

　トラウマ・インフォームドケアでは，トラウマのことやトラウマの影響，トラウマの対応，トラウマによる支援者の二次受傷について取り上げることが多い。本テキストでは，そこに肉付けするかたちで専門知見を盛り込んでおり，表13-1のようなプログラムの構成となっている。

　本テキストは，関心のあるところから一読される読者が多くなるだろう。本来は，このテキストを用いながら，それぞれの項目を関係者とともに，ディスカッションをはさみながら理解を深めていくほうが効果的である。単なる知識としてではなく，自分事に置き換えて考えることが，トラウマ・イ

表13-1　テキストの構成と概要

目　次	概　要
はじめに	「対人援助職のみなさまへ」とし，このテキスト を読んでほしい趣旨を述べている。
トラウマのこと，知ってる？	外傷体験によって，人々の安心感，安全感，信頼 感が崩れ，行動・こころ・からだに影響が出てく ることを書いている。
PTSD，複雑性PTSD	トラウマによって生じる特徴的な症状として PTSDを，また，トラウマとなるような体験が繰 り返されたときに起こってくる複雑性PTSDの ことを記載している。
ACE研究：海外だより	トラウマ・インフォームドケアを学ぶうえで必ず 出てくるACE研究の概要と，ACEs*2によって 発生する問題行動や身体的・精神的問題の出現に ついて記載している。
安全で安心な関わりを提供できて いますか？	トラウマ・インフォームドケアによる，トラウマ を有した人への関わり方について記載している。
トラウマインフォームドな関わり とトラウマインフォームドでない 関わり（具体例）	海外の文献から，トラウマ・インフォームドな具 体的行動・姿勢や反応の仕方，環境について言及 している。
支援するあなた自身にもケアが必 要です	二次受傷についてまとめている。二次受傷の程度 がわかるように，簡易のチェックリストも掲載し て，支援者のセルフケアにつなげようとしている。

ンフォームドケアで大切な，トラウマへの気づきをもたらすからである。研修にて使用する際には，このテキストの項目ごとにスライドで示し，それをもとに説明を加えることになる。

---

*2　ACE研究とACEsとは，子ども時代の経験が，その子どもが大人になったときに，どのような影響を与えているかに関する研究を指す。次の10項目がACEsになると考えられている。①心理的虐待，②身体的虐待，③性的虐待，④身体的ネグレクト，⑤情緒的（心理的）ネグレクト，⑥家族の別離，⑦家庭内暴力の目撃（DV），⑧家族の物質乱用（アルコール，薬物），⑨家族の精神疾患，⑩家族の収監。

2.　仮想事例

（1）　事例紹介

これは，ある母子の入所施設における，利用者とスタッフ・組織に絡む事例である。

ある母子自立支援施設のスタッフ室で，スタッフAがスタッフBと，入所者Xさんについて話していた。

スタッフA：またXさん，昨夜家探しにいくと外出して，帰ってきたのは門限間際だったわ。

スタッフB：一昨日は門限をわずかに過ぎていたのよ。しかも，その日はアルコールの匂いをプンプンさせて帰ってきて。「お酒なんて飲んで！」って叱ったら，急にギャーって大声あげて自室に逃げるから，追いかけてドアを叩いたんだけど，無視されたわ。気になるから話せるタイミングを待っていて私の帰宅も遅くなるし，散々だったわ。

スタッフA：困った人ね……。施設長（管理者）から規則について厳しく言ってもらわないと。

スタッフB：ほんと，こんなのだと私たちのところでは管理できないわよね。

では，Xさんはどのような人なのであろう。入所施設が役所からの申し送りで引き継いだ情報は，以下のとおりであった。

Xさんは30代前半，女性。同胞2人の第1子として出生。義父と母親によって育てられた。17歳で家を出て，年上の彼氏と同居。高校卒業認定試験を受け，看護専門学校に願書を出したが，妊娠が発覚し辞退。その後，籍

を入れないまま1子目を出産。Xさんが2子目の妊娠をした頃から，彼は家に戻らなくなった。児童扶養手当，児童手当とパートの収入で，誰にも頼ることなく食いつないできた。そのXさんは最近，新しいパートナーができたようで，再婚を考えていたという。子ども2人（4歳，12歳）がいる。

① Xさんが施設に入所するまでの経緯

　○月△日PM10時，Xさんが新しいパートナーから暴力を受けて倒れたことを，子どもが隣家の人に伝え，警察が駆けつけた。警察が到着する前に，パートナーは現場から逃げていた。Xさんは頭に怪我をしており血まみれで，救急車を呼ぶことになった。Xさんの話だと，子どもたちもパートナーに叩かれることがあるので，子どもだけを家には置いておけないとのことだった。親族には頼れないということで，彼女の2人の子どもも一緒に，病院に行くことになった。Xさんが頭部外傷による脳震盪の治療を受けている間，子どもたちは一晩中，待合室で座っていた。

　翌朝9時に，病院のソーシャルワーカーの計らいで，治療後は母子自立支援施設に入れることになった。しかし，午後1時過ぎまで，施設関係者の到着を待ってもらうと言われた。Xさんの子どもたちは，学校や保育園に行けないまま，Xさんと一緒に病院の待合室で，9〜13時過ぎまで座っていた。家族は正午頃に，コンビニのおにぎりとお茶を口にしただけだった。Xさん親子は，病院で一晩過ごしたので，誰もがあまり寝ていなかった。

② 母子自立支援施設への到着

　Xさんと2人の子どもたちは，午後4時15分に，ようやく施設に到着した。しかし，運が悪いことに，到着時には室内スタッフが不在で施設のドアは閉まっており，立ったまま待たないといけなかった。しばらくして，事務所に戻ったスタッフAは，Xさんに挨拶をして部屋へ案内した。親切なスタッフAだったが，午後5時までに事務所に戻り，出勤簿の処理をしないといけないと言い，話を早々に切り上げ出ていった。その夜，Xさんの部屋からは，一晩中電気の光が漏れていた。

③ 入所1週間後に開催されたケース会議

　Xさんについてのスタッフ会議が行われた。スタッフの意見はさまざまであった。

　　スタッフA：Xさんが廊下を歩き回って，食卓の窓を繰り返し見ているのを見た。彼女はぶつぶつ言って歩き回り，子どもたちを常にチェックしており，Xさんがトイレに行くと，子どもたちを廊下のトイレの外に座らせていた。

　　スタッフB：Xさんは話をすることを好んでいない。そして彼女は，「ただ泊まる場所を見つけたかった」と言った。

　　スタッフC：（Bの話を受けて）他にも施設を必要とする人がいるので，Xさんは自分が施設に受け入れられたことにもっと感謝するべきだ。

　　スタッフD：Xさんはアルコールの問題をもっているのではないか。精神的な側面で，診察が必要だと考えている。精神科受診を勧めると，言葉を濁して逃げるように部屋に戻っていった。

　　管理者：誰か，静かな空間に座って，Xさんと話をしたことがあるか。Xさんを助けるためにできることはあるか。

　　スタッフAとスタッフD：（管理者の言葉に対し）メンタルヘルスの専門家が，Xさんの症状について的確に聞き取れるだろうから，精神科医につなげることが先決ではないか。

(2)　テキストの共有

　会議は意見交換のみで閉じられた。翌日，管理者はスタッフ会議の際に，ある冊子の読み合わせをする時間を取りたいと提案した。数週間前に管理者は，『視点を変えよう！　困った人は，困っている人』を活用するための研修会に参加していたのであった。印刷した冊子をそれぞれに手渡し，管理者が1項目1項目ずつ語り読みして，スタッフの意見を引き出していった。

　「トラウマのこと，知ってる？」の項目では，安心感，安全感，信頼感が

崩れ，行動・こころ・からだに影響が出てくることが書かれている。Xさんをはじめ，この施設に入所してくる人は，DV等の被害体験を受けている人であり，トラウマによりさまざまな行動・こころ・からだに影響が出ているだろうことは，容易にスタッフの共通認識となった。

「PTSD，複雑性PTSD」の項目では，具体的に，今までのXさんのDV状況や，入所に至る経緯を振り返った。Xさんは，睡眠が十分にとれていないなか，多くの人が出入りする待合室で長時間待たされ，心身はくたくただが，トラウマ反応としての過覚醒状態がひどくなっていたかもしれないことが，共有された。極度の過覚醒状態に置かれているために，トイレに行くときにも，子どもを自分の側に寄せないと不安なのだろうとの意見が出た。

「ACE研究：海外だより」の項目を共有することで，スタッフたちは，多くの入所者が訴える不定愁訴や身体的疾患，精神的疾患は，トラウマに関係しているかもしれないことを悟った。そして，Xさんの過去にACEsはあるのだろうか，と口にした。

「安全で安心な関わりを提供できていますか？」「トラウマインフォームドな関わりとトラウマインフォームドでないかかわり（具体例）」の項目では，スタッフ皆が黙り込んだ。管理者の促しで，それぞれが一言ずつ話した。

施設ではじめに出迎えの対応をしたスタッフAからは，Xさんが到着したときに待たせてしまったうえ，日常業務があったために話を早々に切り上げて事務所に戻ってしまったことを振り返り，「その対応は適切ではなかった」と，申し訳なさそうに他のスタッフに伝えた。

スタッフBは，Xさんが話をすることを好きではなかったのは，私たちの施設に，安心・安全や信頼感を感じてもらうことができていないためだったかもしれないと話した。また，「私の話し方って，あまりよくなかったのかな」と肩を落とした。

スタッフCは，「私たちスタッフは安い給与で毎日入所者たちのお世話を必死にやっているのに，これ以上何もできないと思う」と話した。

スタッフDは，「精神科医に相談する前に，私たちにできることもあるかもしれない」と語気を強めて言った。

　管理者は，それぞれのスタッフの想いを受け止め，最後の「支援するあなた自身にもケアが必要です」を読み上げた。そのうえで，管理者として，スタッフが毎日懸命に入所者やその子どものケアに当たってくれていることに，あらためて敬意を表した。同時に，多忙な業務のなかでも自身の心身の健康を守れるように，管理者として今後きちんと組織として取り組んでいきたいとの決意を表明した。

(3)　その後の経過

　スタッフ間の役割分担を話し合った結果，スタッフBがXさんの主担当者となり，ゆっくり時間をかけて話を聞くことになった。
　スタッフBが，話のなかでACEsについて聞いてみると，Xさんの子ども時代の逆境的体験が次から次へと語られた。ACEsに当たる体験は，母親がアルコール依存症であったこと，母親がひどいうつ状態にあったこと，実父は精神科病院に長期入院をして帰らぬ人になったこと，10歳のときに叔父から性的被害の経験があったこと，の計4つが相当した。スタッフBは，動揺するXさんを前に，精神科受診を提案した。しかし，小さいころから養父に叱られるときには，「精神病院に送るぞ」と恫喝され続けていたため，精神科への抵抗感が強く，いったんは受診を断念した。そんな背景を持つXさんを，スタッフBは受け入れた。
　その後，心身の不調を訴えてくることはあったが，今は落ち着いている。それよりも，スタッフに自身の背景を話し，受け止めてもらえたことで，彼女がここを居場所として感じることへとつながった。以前よりも打ち解けて話せるようになったことを，スタッフそれぞれが感じている。控えめに自己申告のあった，飲酒を始めたら意識がなくなるまで飲み続けてしまう課題については，自助グループにつながってみることになった。じっくりと腰を据えて将来を考え始めた。准看護師の資格を取りたい，と話し始めている。
　スタッフCは，最近ヨーガに週1のペースで通いはじめ，日々の充実感が出てきたと報告してくれた。確かに以前よりも溌溂としている。スタッフ

Dは，管理者に働きかけ，この施設のトラウマ・インフォームドな対応に向けた心得マニュアルの作成に，取り掛かりはじめた。その件もあり，管理者がよく事務所に顔を出してくれるようになり，スタッフ間の交流が盛んになってきた。スタッフAは，事務所の窓外に，白くて可憐な花を咲かせるスノードロップの鉢植えをさりげなく置いた。花言葉は，「hope（希望）」だ。

(4)　事例解説

　このように，テキストを組織のなかで共有することが，組織内のスタッフの意識を高め，利用者への態度や言動に変化を生じさせた。もちろん，今まで築いてきた施設の慣例や考え方に変化を生じさせることは，並大抵のことではない。特に組織が大きくなると，なおさらである。

　しかしながら，本事例のように，管理者がトラウマインフォームドな態度で，このテキスト利用によってトラウマの影響や関わり方の基本を現場で共有しようとしたことは，組織が変革していく転機となった。管理者がスタッフをねぎらうと同時に，スタッフの心身の健康を組織として考えていきたいと言及したことは，現場で支援を切り盛りするスタッフにとって，大きな安心感となり，組織自体の変革へ一歩進んだのである。

3.　おわりに

　近年，わが国にも知られるようになってきた，トラウマ・インフォームドケアのプログラムを紹介した。トラウマ・インフォームドケアは，当事者への深い見立てだけではなく，支援者のセルフケアや組織変革につながる可能性を秘めている。対人援助職としてより一層学びを深めたい知見のひとつである。なお，岩切昌宏先生と毎原敏郎先生には，テキスト発刊に至るまで多大な校正作業にご尽力いただいた。この場を借りて，ご協力をいただいた皆様にお礼申し上げます。

■テキスト執筆の主な協力者（五十音順）
浅井鈴子（兵庫県立尼崎総合医療センター）
池田裕美枝（京都大学大学院）
岩切昌宏（大阪教育大学）
大江美佐里（久留米大学医学部神経精神医学講座）
瀧野揚三（大阪教育大学）
田口奈緒（兵庫県立尼崎総合医療センター・産婦人科）
中村有吾（徳島大学）
西部智子（法律事務所ユノ）
主田英之（徳島大学）
福岡ともみ（特定非営利活動法人　性暴力被害者支援センター・ひょうご）
毎原敏郎（兵庫県立尼崎総合医療センター・小児科）　他

【文献】

Felitti, V. J., Anda, R. F., & Nordenberg, D. et al. (1998) Relationship of childhood abuse and household dysfunction to many of the leading causes of death in adults. The Adverse Childhood Experiences (ACE) Study. *American Journal of Medicine*, **14**(4), 245-258.

Harris, M. & Fallot, R. (Eds.) (2001) *Using trauma theory to design service system: New directions for mental health services.* Jossey-Bass.

Hopper, E. K., Bassuk, E. L., & Olivet, J. (2010) Shelter from the storm: Trauma-informed care in homelessness services settings. *The Open Health Services and Policy Journal*, **3**, 80-100.

川野雅資（2018）トラウマ・インフォームドケア. 精神看護出版.

野坂祐子（2019）公衆衛生としてのトラウマインフォームドケア. こころの科学, **203**, 113-117.

Substance Abuse and Mental Health Services Administration (2014) *SAMHSA's concept of trauma and guidance for a trauma-informed approach.* U.S. Department of Health and Human Services, pp.7-10.

■**著者紹介**（執筆順，所属は初版刊行時）

大江美佐里（おおえ　みさり）　[はじめに，第1章，第2章，第3章，第5章，
〈編者紹介参照〉　　　　　　　　　　第8章，第10章，第12章]

小林雄大（こばやし　ゆうだい）　[第2章]
　久留米大学医学部神経精神医学講座 助教，博士（医学），精神科医

千葉比呂美（ちば　ひろみ）　[第3章]
　久留米大学医学部神経精神医学講座 助教，博士（医学），精神科医

小俵京子（おだわら　きょうこ）　[第3章]
　久留米大学医学部神経精神医学講座 助教，精神科医

藤井優樹（ふじい　ゆうき）　[第3章]
　久留米大学医学部神経精神医学講座 助教，精神科医

森田展彰（もりた　のぶあき）　[第4章]
　筑波大学医学医療系 准教授，医学博士，精神科医

片柳章子（かたやなぎ　あきこ）　[第5章]
　Raffles Japanese Clinic at Raffles Hospital, Raffles Medical Group, Clinical Psychol-
　ogist. 国立精神・神経医療研究センター 認知行動療法センター 客員研究員，博士
　（心理），臨床心理士，公認心理師

有水　梢（ありみず　こずえ）［第6章］
　福岡県福岡児童相談所，児童心理司

待鳥　泉（まちどり　いずみ）［第6章］
　福岡県久留米児童相談所，児童心理司

八木淳子（やぎ　じゅんこ）［第7章］
　岩手医科大学医学部神経精神科学講座 教授，同大学附属病院児童精神科診療科 部長，いわてこどもケアセンター副センター長，精神科医

石田哲也（いしだ　てつや）［第9章］
　久留米大学医学部神経精神医学講座 助教，博士（心理学），臨床心理士，公認心理師

松岡美智子（まつおか　みちこ）［第11章］
　久留米大学医学部神経精神医学講座 講師，博士（医学），精神科医

大岡由佳（おおおか　ゆうか）［第13章］
　武庫川女子大学文学部心理・社会福祉学科 准教授，博士（保健福祉学），精神保健福祉士

■編者紹介

大江美佐里（おおえ　みさり）
1995 年　　筑波大学医学専門学群卒業
現　在　　久留米大学保健管理センター・医学部神経精神医学講座 准教授，
　　　　　国際トラウマティック・ストレス学会 理事，日本トラウマティッ
　　　　　ク・ストレス学会 副会長，博士（医学），精神科医
主著訳書　『トラウマセラピーのためのアセスメントハンドブック』（分担執
　　　　　筆）星和書店 2021 年，『遠隔心理支援スキルガイド』（分担執筆）
　　　　　誠信書房 2020 年，『福島原発事故がもたらしたもの』（分担執筆）
　　　　　誠信書房 2018 年，『情動とトラウマ』（分担執筆）朝倉書店 2017
　　　　　年，『トラウマ関連疾患心理療法ガイドブック』（共監訳）誠信書
　　　　　房 2017 年，『PTSD の伝え方』（分担執筆）誠信書房 2012 年
　　　　　ほか

トラウマの伝え方
——事例でみる心理教育実践

2021 年 11 月 20 日　第 1 刷発行
2022 年 9 月 5 日　第 2 刷発行

編　　者　　大　江　美　佐　里
発 行 者　　柴　田　敏　樹
印 刷 者　　日　岐　浩　和

発行所　株式会社　誠　信　書　房
〒112-0012 東京都文京区大塚 3-20-6
電話 03（3946）5666
https://www.seishinshobo.co.jp/

印刷／中央印刷　製本／協栄製本
ISBN 978-4-414-41683-1　C3011

トラウマ関連疾患
心理療法ガイドブック
事例で見る多様性と共通性

**ウルリッヒ・シュニーダー /
マリリン・クロワトル 編
前田正治・大江美佐里 監訳**

トラウマ治療の実際にフォーカスし、多くの
事例を通じて、エビデンスに根差した各種療
法の特徴やストレングス、課題を浮き上がら
せた決定版。

主要目次
第1章　イントロダクション
第2章　トラウマ曝露による身体的影響
第3章　外傷後早期介入
第4章　持続エクスポージャー療法
第5章　PTSDの認知療法──記憶の上書き
　　　　とトラウマの意味づけ
第6章　認知処理療法
第7章　トラウマ関連障害のための EMDR
　　　　セラピー
第8章　ナラティブ・エクスポージャー・セラ
　　　　ピー（NET）──トラウマティック・ス
　　　　トレスや恐怖、暴力に関する記憶の再
　　　　構成 /他

A5判上製　定価(本体5000円＋税)

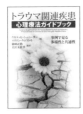

PTSD の伝え方
トラウマ臨床と心理教育

前田正治・金 吉晴 編

PTSD の被害者に、治す・援助するという介
入モデルでなく本人の本来の力が引き出せる
ような支援や情報提供を行うための手引き。

主要目次
● 心理教育の目指す地平（前田正治）
● どう伝えるのか ──病いとしてのPTSDモ
　デル（前田正治）
● 解離治療における心理教育（岡野憲一郎）
● ポストトラウマティック・グロース
　　　　──伝えずしていかに伝えるか（開 浩一）
● 衝動性を持つ当事者を対象とした心理教
　育プログラム（大江美佐里）
●トラウマ例に対するサイコセラピーと心理
　教育　（前田正治）
● 災害現場における心理教育（大澤智子）
● 救援者のトラウマと心理教育（重村　淳）
● 交通外傷患者に伝えること（西 大輔）
● 学校現場における心理教育（松浦正一）
● 犯罪被害者に対する心理教育（中島聡美）
● 加害者に対する心理教育（藤岡淳子）

A5判上製　定価(本体3600円+税)

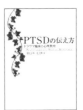